图解健康系列

TONGFENG KANZHEBEN JIUGOULE

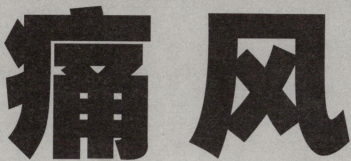

痛风看这本就够了

陈罡 编著

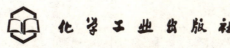

化学工业出版社

·北京·

图书在版编目（CIP）数据

痛风看这本就够了/陈罡编著． —北京：化学工业出版社，
2011.5（2020.9重印）
（图解健康系列）
ISBN 978-7-122-10825-8

Ⅰ.痛… Ⅱ.陈… Ⅲ.痛风-防治-图解 Ⅳ.R589.7-64

中国版本图书馆CIP数据核字（2011）第046639号

责任编辑：赵玉欣　　　　　　　　绘　　图：胡仙雯　胡仙霏
责任校对：蒋　宇　　　　　　　　装帧设计：尹琳琳

出版发行：化学工业出版社（北京市东城区青年湖南街13号　邮政编码100011）
印　　装：大厂聚鑫印刷有限责任公司
710mm×1000mm　1/16　印张10$\frac{1}{2}$　字数160千字　2020年9月北京第1版第13次印刷

购书咨询：010-64518888　　　　　　　　　售后服务：010-64518899
网　　址：http://www.cip.com.cn
凡购买本书，如有缺损质量问题，本社销售中心负责调换。

定　　价：24.80元　　　　　　　　　　　　　　　　　版权所有　违者必究

开篇

脚痛非大病？痛起来"真要命"！

萌发写一本关于痛风的科普书的念头已经有一段时间了，终因繁忙的工作、日常的琐事、自身的惰性所搁浅，书稿只是开了个头后，就迟迟没有进行下去。2010年末，当出版社告诉我之前出版的《糖尿病看这本就够了》一书取得了令人欣慰的发行效果，并给我阅读了读者对于此书的好评之后，感动之余，不禁士气大振，重新开始了《痛风看这本就够了》一书的科普写作。

有人曾这么评价过，医生的文字分成两种：一种是有价值大于有意义，比如科学引文索引（SCI）收录的学术论文；一种是有意义大于有价值，比如科普创作。前者是升职称的利器，标志着自己的学术地位，后者有利于民众健康知识的普及，却对自身的事业帮助不大。而在科普创作中，要将医学的专业术语转化成老百姓能听得懂的语言，又是一件费时费力的事。

那么，如果你是一名医生，在繁重的临床工作之余，如果还有精力，你会选择做什么？

于是，真正最有资格做医学科普的群体退缩了，而一些子虚乌有的"健康专家"、"养生专家"借机走进了百姓们的视野里。事实告诉我，有人在曲解医学，我开始反感、心酸和反思。

每当我耳闻电视新闻里揭露的所谓"专家事件"时，每当我看到点击率狂高的所谓"最新疗法"时，每当我路过电线杆上的所谓"祖传秘方"时，心中就会产生一种痛……

开篇

这种痛正如痛风,表面上看来这是毫不起眼的脚痛,只要痛过之后,很快就能恢复常态,许多人不管不问,任其自生自灭,自以为可以相安无事。而实际上,这种脚痛却是牵一发而动全身,它钻进关节,深入肾脏,引发其他疾病,将人步步推向深渊。

也许,如果我们医生继续把这种"心痛"当成一种常态,我们将会失去普及医学常识的机会。

也许,是时候该主动在科普方面为老百姓做点事了,让我们用真正的科普读物取代电线杆上的"祖传秘方"。

如果我的这本书能给正在饱受痛风之苦的人们些许助益,那我也就心满意足了。

陈 罡
于北京协和医院
2011年春

目录

第一章 慧眼识尿酸 ……………………………… 1

- 当你发现尿酸升高时 ……………………………… 2
- 尿酸其实并不神秘 ………………………………… 3
  - 尿酸——生命活动的废弃物 …………………… 3
  - 尿酸在人体内的"旅游线路" ………………… 4
  - 食物中的嘌呤对人体尿酸值的影响有多大？ … 6
- 尿酸，想说爱你不容易 …………………………… 6
  - 尿酸高，是指我的尿是酸性的吗？ …………… 9
- 尿酸水平偏高，我该怎么办？ …………………… 10
  - 血尿酸浓度多高算高？ ………………………… 10
  - 血尿酸浓度为什么会增高？ …………………… 11
  - 尿酸升高了怎么办？ …………………………… 12
- 围魏救赵，关注尿酸增高的危险因素 …………… 13
  - 拒绝高尿酸，从口开始 ………………………… 13
  - 学会给自己减压 ………………………………… 14
  - 让"性子"慢下来 ……………………………… 15
  - 保持良好的体型 ………………………………… 16

第二章 透视痛风 ………………………………… 19

- 痛风的本质是高尿酸血症 ………………………… 20
  - 痛风是高尿酸血症持续存在的结果 …………… 20
  - 高尿酸血症≠痛风 ……………………………… 21
- "我"离痛风有多远？ …………………………… 22
  - 早期自我诊断的方法 …………………………… 23
  - 痛风会找上我吗？ ……………………………… 24
  - 为什么痛风爱找"工作狂"？ ………………… 25
- 诊断有没有痛风——我该进行哪些检查呢？ …… 26
  - 关节痛莫忘"痛风" …………………………… 26
  - 尿酸——诊断痛风的基本检查 ………………… 28

　　血清尿酸值测定 …………………………………… 28
　　尿尿酸值测定 ……………………………………… 29
　　刨根问底——痛风给"我"带来了什么？………… 30
痛风性关节炎——不定期袭来的痛苦 **31**
　　痛风性关节炎究竟有多痛？………………………… 31
　　罪魁祸首还是尿酸 ………………………………… 33
　　仅仅是疼痛而已吗？ ……………………………… 34
痛风结节——症状严重的标志 **35**
　　痛风的"发展历程" ……………………………… 35
　　痛风是一种终身疾病吗？………………………… 37
　　恼人的痛风结节 …………………………………… 37
痛风肾——痛风患者死亡的主要原因 **39**
　　肾脏——任劳任怨的"清洁工" ………………… 39
　　痛风导致的肾脏病变 ……………………………… 41
　　慢性痛风性肾病 …………………………………… 41
　　急性尿酸性肾病 …………………………………… 42
　　尿酸性尿路结石 …………………………………… 42
与痛风"狼狈为奸"的疾病 **43**
　　"生活习惯病"困扰着现代都市人 ……………… 43
　　甜蜜杀手——糖尿病 ……………………………… 45
　　痛苦的压力——高血压 …………………………… 46
　　隐形的杀手——高血脂 …………………………… 47
　　难言的负担——肥胖症 …………………………… 48
　　肥胖为什么找上我呢？…………………………… 48
　　让痛风的"损友们"无机可乘 …………………… 49

第三章　防治痛风，从嘴开始 …………… 51
学会吃东西——痛风患者的第一张处方 ………… 52
　　食疗，有那么重要吗？…………………………… 52
　　痛风饮食的五部曲 ………………………………… 53
　　开幕——控制体重，吃到八分饱 ………………… 53

目录

我算不算肥胖？ ……………………………………… 54
第二幕——饮食结构合理搭配 …………………… 54
酸性食物和碱性食物 …………………………… 55
第三幕——避免高嘌呤食物 ……………………… 56
第四幕——水√，酒× ……………………………… 56
尾声——持之以恒 ………………………………… 57

肥胖的人需要减少食量 …………………………… 58
肥胖——开启"痛风之门"的钥匙 ……………… 58
减少食量——开始对"痛风"说 goodbye ……… 59
保持"苗条"的饮食习惯 ………………………… 59
痛风饮食——您无须做个"假和尚" …………… 60
低嘌呤饮食——痛风患者最为关心的 ………… 61
 按嘌呤含量将食物分门别类 ………………… 61
 低嘌呤饮食的科学安排 ……………………… 63

合理的热量和平衡的营养才是"王道" ………… 64
"我"该怎样吃到饱？ ……………………………… 65
把握好热量，说难也不难 ……………………… 65
如何制订我的"热量计划书"？ ………………… 66
"80千卡"——饮食生活中一个有趣的数值 … 68
让实践来检验一切 ……………………………… 69
"我"该怎样吃得好？ ……………………………… 69
选择碱性食品 …………………………………… 70
常见食物的酸碱度 ……………………………… 71
能量供应以糖类为主 …………………………… 72
科学选择蛋白质 ………………………………… 73
"我"连豆制品都不能碰吗？ …………………… 75

限制脂肪摄入量 …………………………………… 76
维生素和矿物质 ………………………………… 77

痛风饮食实战 ……………………………………… 78
世上无难事，只怕有心人 ……………………… 78
痛风饮食的食谱举例 …………………………… 79
第一类食谱（低嘌呤食物） …………………… 80

目录

第二类食谱（中嘌呤食物） …………………… 82

减少盐分摄取量预防并发症的发作 …………… 84
摄盐过多是高血压的重要危险因素 …………… 84
改变自己的口味，只是习惯而已 ……………… 85
减少用盐量的烹饪技巧 ………………………… 85

痛风合并其他疾病的饮食攻略 ………………… 86
当您同时患有糖尿病时 ………………………… 86
糖尿病患者的饮食举例：冷拌面 ……………… 87
糖尿病患者的饮食举例：西瓜黄瓜汁 ………… 88
当您同时患有高血压时 ………………………… 89
高血压患者的饮食举例：炒三泥 ……………… 90
高血压患者的饮食举例：素炒黑白 …………… 91
当您同时患有高脂血症时 ……………………… 91
高血脂患者的饮食举例：山楂蒸薯珠 ………… 92
高血脂患者的饮食举例：洋葱排骨 …………… 93

酒，痛风的助虐剂 ……………………………… 94
啤酒，"您"最不该招惹的对象 ……………… 94
"伪装"的低嘌呤食物 ………………………… 95
饮酒影响尿酸的排泄 …………………………… 95
饮酒打乱正常饮食生活 ………………………… 96
向酒宣战 ………………………………………… 96

在外就餐的饮食攻略 …………………………… 97
餐馆食品VS家庭饮食 …………………………… 97
外出就餐学会打自己的"小算盘" …………… 97

第四章 细节决定成败——痛风患者的合理日常生活 …………………………………………… 101

生命在于运动 …………………………………… 102
痛风患者运动有什么好处？ …………………… 102
提高胰岛素敏感性，减轻胰岛素抵抗 ………… 103
千里之行，始于足下 …………………………… 104

目 录

痛风患者该采用怎样的运动? …………………… 105
- 选择有氧运动 ……………………………………… 105
- 选择合适的运动 …………………………………… 107
- 痛风发作的急性期要停止锻炼 …………………… 108

切勿矫枉过正——运动不应给身体增加负担 …… 108
- 适当的运动强度很关键 …………………………… 108
- 您的脉搏就是运动强度的"测试表" …………… 109
- 痛风患者的关节操 ………………………………… 111

压力——现代生活中不得不说的话题 …………… 112
- 精神压力——痛风的"麻烦制造者" …………… 112
- 远离压力的源头 …………………………………… 114
- 您会先完成哪一件事? …………………………… 115

水乃生命之源——痛风患者的饮水要点 ………… 116
- 保证足够的尿量——每日2升以上 ……………… 116
- 你会喝水吗? ……………………………………… 117
- 喝什么样的水? …………………………………… 117
- 什么时候喝水? …………………………………… 118
- 痛风患者喝纯净水好吗? ………………………… 119

第五章 该出手时就出手——药物治疗 … 121

什么样的患者需要药物治疗? …………………… 122
- 根据患者的病情状态判断是否需要药物治疗 …… 122
- 痛风治疗的风向标——尿酸水平的改善和并发症
  的预防 …………………………………………… 123

痛风药物的"舰艇编队" ………………………… 124
- 伪装潜艇——抑制尿酸合成的药物 ……………… 125
- 驱逐舰——促进尿酸排泄的药物 ………………… 126
- 主力战舰——缓解疼痛的药物 …………………… 127
- 护卫舰——非甾体抗炎药(NSAIDs) …………… 128
- 巡洋舰——秋水仙碱 ……………………………… 129
- 航空母舰——肾上腺皮质激素 …………………… 130

目录

  凭借"预感"巧治病……………………………… 131
不同时期的痛风治疗 ………………………………… 133
  和平年代——无症状高尿酸血症期 …………… 133
  战争时期——痛风急性发作期 ………………… 134
  战后重建——慢性期和间歇期 ………………… 135
  痛风慢性期治疗的精华所在 …………………… 137
惹上了痛风的"坏兄弟",我该怎么办? ………… 138
  痛风合并糖尿病,怎么办? …………………… 138
  痛风合并高血压,怎么办? …………………… 140
  痛风合并高脂血症,怎么办? ………………… 141

附录 A 按嘌呤含量将食物分门别类 ……… 143

附录 B 算算您每天需要多少热量 ………… 147

附录 C 常见食物的酸碱度 ………………… 151

附录 D 常见食物中所含的热量 …………… 153

第一章 慧眼识尿酸

- 当你发现尿酸升高时……
- 尿酸其实并不神秘
- 尿酸,想说爱你不容易
- 尿酸水平偏高,我该怎么办?
- 围魏救赵,关注尿酸增高的危险因素

当你发现尿酸升高时……

随着预防医学的发展，人们生活水平的提高，对一些关爱自己身体的人来说，体检已经成为必不可少的"年度考核"。也正因此，作为一名医生，每年都会时不时地遇到一些亲戚朋友、同学、邻居，拿着自己的"成绩单"，向我咨询各种各样的问题；也常在急诊或门诊遇见盯着自己"成绩单"眉头紧锁的患者。其中，"尿酸"这个指标是我经常被问到的问题。

"嗨，这次体检什么都好，就这尿酸高，我放心不下，过来问问你。"

"医生，我上网查过了，尿酸高会得痛风，你看我是不是得痛风了？"

"医生，我尿酸高，该吃什么药吗？"

"……"

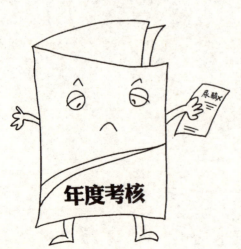

感谢互联网，大家都越来越懂得利用网上资源给自己作保养了。真不知这年头，遇到问题想去翻翻书的人还有多少？不管怎样，看到这本书，算我们有缘，如果您觉得有点意思，不妨搬一只椅子，坐下慢慢读。

尿酸其实并不神秘

"尿酸"这个词,大家并不陌生,许多患者朋友还能脱口而出:这不就是引起"痛风"的罪魁祸首吗?不错,事实正是如此。但这位诱发痛风的"幕后黑手"总是带着几分神秘,许多人并不知道它究竟是什么?它从哪里来,又要到哪里去?它在我们身体里面都做了些什么?

下面,我为大家揭开"尿酸"的神秘面纱,让大家认识一下这位熟悉的"陌生人"吧。

 尿酸——生命活动的废弃物

任何活着的生物都必须不断地吃进东西,不断地积累能量;还必须不断地排泄废物,不断地消耗能量。这种生物体内同外界不断进行的物质和能量交换的过程,就是新陈代谢。

我们的身体,由40万亿~60万亿个细胞组成。在我们的身体进行新陈代谢的每时每刻,这些细胞也在完成着新老交替、更新换代的过程:年老力衰的细胞被分解,身强力壮的年轻细胞取代它们的位置,以此来维持着我们的生命活动。

我们身体的细胞里含有一种非常重要的物质,名曰核酸。核酸这个小分子虽然没有什么分量,却包含了我们身体的全部遗传密码。核酸由无数的核苷酸组成。每一个核苷酸又由三部分组成,一个磷酸分子、一个戊糖和一个碱基（嘌呤或嘧啶）。其中，嘌呤包括腺嘌呤和鸟嘌呤两种物质，它们和尿酸的产生密切相关。衰老的细胞被分解时，细胞里的核酸也不能幸免，它们的分解便有了嘌呤的形成，嘌呤在肝脏进一步处理，摇身变成了尿酸。

此外，腺嘌呤还是腺苷三磷酸（ATP）的重要组成部分。ATP作为人体最为直接的能量来源，在人体活动时被分解成为腺苷二磷酸（ADP），同时释放出能量。在静息状态或平和活动时，ADP可以迅速地和体内游离的磷酸结合，重新形成ATP，保证人体能量的持续供应。但在剧烈运动时，ATP会进一步分解，并产生腺嘌呤，同样也会进一步形成尿酸。

尿酸在人体内的"旅游线路"

衰老的细胞死去时，分解释放出来的嘌呤和ATP作为能源被消耗时，残留下的嘌呤经过一些酶的作用，就生成了内源性尿酸。我们每天饮食里含有嘌呤类化合物、核酸以及核蛋白等物质，它们经

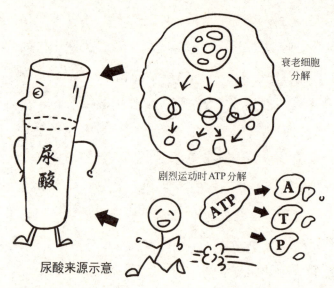

尿酸来源示意

过消化吸收，也是尿酸形成的原材料，在一些酶的作用下，生成外源性尿酸。大致说来，我们身体里的尿酸大约有1/3来自食物，2/3则由人体的生命活动自行产生。

大部分的嘌呤都将在肝脏中经过氧化代谢，变成尿酸，这是一个复杂的过程，需要一系列的酶参与。这些酶大致分成两类：促进尿酸生成的酶和抑制尿酸生成的酶。两者之间保持着微妙的平衡。当前者作用强于后者时，就会导致体内尿酸的升高。

产生的尿酸主要经过肾脏和肠道排出。肾脏是尿酸排泄的主要途径，大约有2/3的尿酸是通过肾脏排泄的，另外的1/3则通过肠道排出，或者在肠道内被细菌分解。可想而知，当肾脏的功能出现问题，尿酸排泄不畅快时，也会导致体内尿酸的升高。

健康人体内尿酸的生成量和排泄量是大致相等的。一个健康成人体内的尿酸大约为1200毫克，平均每天新生成的尿酸量为750毫克，排泄量为500～1000毫克。

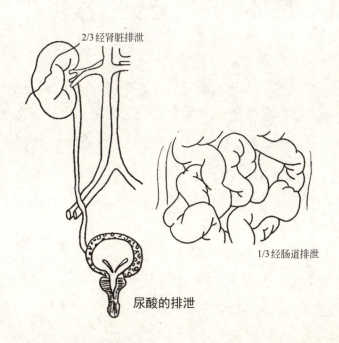

尿酸的排泄

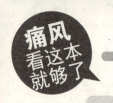

✦ 食物中的嘌呤对人体尿酸值的影响有多大？

有关医学文献记载，在战争年代和饥荒岁月，罹患痛风的病例明显减少，而在和平时期和物质富足年代，痛风的发病人数明显增加。这表明了痛风与饮食结构有相关性。而在许多人的印象中，一提起痛风，也常把它和大鱼大肉、身体肥胖联系在一起。

正因如此，在以往的治疗中，痛风患者是严格限制嘌呤含量高的食物的。

但食物中的嘌呤成分，也是对人体有益的物质。食物中的嘌呤经过肠壁吸收，可以通过血液运输到身体的各个细胞组织，形成有用的核酸。后来，很多医学研究进一步表明，食物中的嘌呤只要一次摄取的量不过多，几乎在肠内就会被细菌分解，对人体尿酸值影响并不大。

尿酸，想说爱你不容易

具有一定保健知识的人都知道，高尿酸血症是痛风的前奏。因此，当发现自己体检报告中拉响尿酸升高的警报时，很多患者都会格外重视，目的当然很明确：可千万别进一步发展到关节痛！然而，也有一部分不注重自己身体的患者，发现尿酸升高了，丝毫不见"反省"，仍旧"我行我素"，想法也很明确：不就是关节会痛吗？也没什么大不了的嘛！

那么，高尿酸的危害仅仅是关节痛而已吗？

同样的，答案也很明确：No！

尿酸这个小顽皮，虽算不上十恶不赦的恐怖分子，但把它称为我们身体里的"麻烦制造者"却毫不为过。尿酸的大量存在，不仅预示着将来关节疼痛的发生，同时也悄悄地在身体的其他脏器中埋下了定时炸弹。

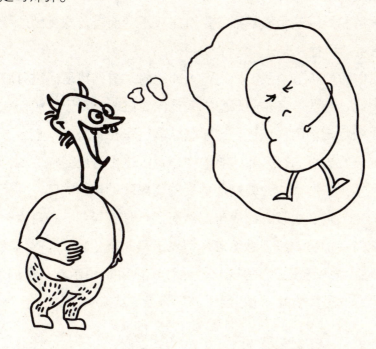

高中的物理知识告诉我们，任何溶质在溶液里都有一定的溶解度。尿酸也是如此。当血中的尿酸浓度升高时，或者体内环境的酸碱发生变化时，过饱和的尿酸会析出成为尿酸结晶。这些结晶沉积在关节及各种软组织，就可能造成这些组织的损害。

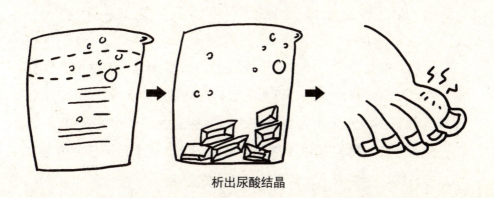

析出尿酸结晶

当尿酸结晶附着在关节软骨表面的滑膜上时，它俨然变成了一条"导火索"：血液中的白细胞会把它当成"敌人"对待，当白细胞对尿酸结晶发动猛烈进攻的时候，释放出多种酶，最终导致关节软骨的溶解和周围软组织的损伤，对痛风患者而言，感受到的就是苦不堪言的痛风性关节炎。

在前面的章节中我们知道，大部分的尿酸最终是通过肾脏排泄的，因此，当浩浩荡荡的尿酸大军涌向肾脏时，对于肾脏而言，也是不小的负担。同样道理，当尿酸结晶沉积在肾脏时，也会造成对肾脏的慢性破坏。在人体的脏器中，肾脏是十分任劳任怨的，在病情的早期，它们往往会默默地承受着高尿酸带来的痛苦，并不会为它们的主人增加主观上的痛苦。然而，当肾脏受到日积月累的高尿酸血症持续加害，终于忍无可忍地发出第一声"呐喊"时，患者可能会体会到尿量、尿色等变化，这种变化常常预示着病情的加剧，严重者会发生肾功能不全甚至进入尿毒症的终末状态。

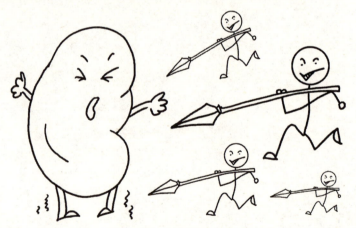

此外，在生活中，不少患者会注意到，高血脂、高尿酸、高血糖、高血压这几种疾病，真可谓是形影相随的"四大恶人"，常常会陆续地降临到同一个患者身上，医学上称之为"代谢综合征"。因此，尿酸升高绝非光是给您带来痛风的苦恼，这个苦恼还会像滚雪球那样，给您的健康平添其他方方面面的担忧。

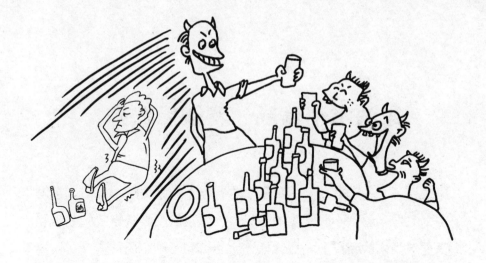

★ 尿酸高,是指我的尿是酸性的吗?

曾经有一个学化学的患者举着他尿常规的化验单向我问道:"大夫,我的尿液的pH值是7.0,应该是中性的呀,为什么说我尿酸高呢?"我先是一愣,而后不禁莞尔:呵呵,这还真是个有意思的问题。

这是两个截然不同的概念,从之前的介绍中,我们可以得知,尿酸是细胞衰老、分解后,嘌呤形成的产物,它溶解在血液中,进一步运输到肾脏,然后随着尿液排出体外。尿酸值是测定血清当中的尿酸含量,采用毫克/分升或微摩/升这样的单位来表示。

尿液的酸碱度是指尿液的pH值,可以由我们化学课上的pH试纸测定得到。那位学化学的患者朋友认为:尿酸最终通过尿液排出,那么,血液的尿酸浓度越高,尿液的pH值就应该越偏向于酸性。事实却并非如此。

事实上,尿酸在酸性溶液中的溶解度很低。例如,在pH值5.0的溶液里,尿酸的饱和度为60毫克/升,而在pH 6.0的溶液中,尿酸的饱和度可增加至220毫克/升,相比而言,增加了近4倍!在后面的章节中,我们还会看到,为了促进痛风患者体内尿酸的排出,治疗上还会特意使用碱性药物来提高尿液的pH值。

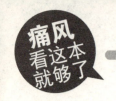

尿酸水平偏高，我该怎么办？

通常，当我们面对一个陌生事物时，不安就会悄悄来访。接触与了解都会使人感到不同程度的惶恐，因为我们不具备相应的知识和能力来面对陌生的新局面。在这样一个新奇和不确定的岔道口，惴惴不安陪着我们上路了。有不少患者朋友，当发现自己的尿酸值升高后，便陷入了这样的一个场景：尿酸水平偏高了，我该怎么办呢？

莫紧张，别害怕，当我们进一步熟悉了陌生事物，就会豁然开朗，惴惴不安的感觉也就会消失殆尽。下面，我就给患者朋友们介绍一下高尿酸血症吧。

 血尿酸浓度多高算高？

高尿酸血症这个词，实际上有两层含义，一种是理化性质上的定义，也称为绝对高尿酸血症，它的意思是血中尿酸的含量超出了它的饱和度。一般而言，正常人体血液的pH值7.35～7.45处于微碱性，而尿酸在这样的酸碱环境下，浓度一旦超过420微摩/升，便会析出尿酸钠结晶而沉积。因此，绝对意义上的高尿酸血症的界限是420微摩/升。

高尿酸血症的另一种定义在流行病学上具有较大的意义，也称为相对高尿酸血症。通过流行病学调查，获得某地区居民血尿酸的平均值，在此基础上增加2个标准差的数值，便是相对高尿酸血症的界限。一般认为，超过这样一个数值的人群，在当地居民中罹患痛风和肾结石的危险就会大大增加。

血尿酸浓度为什么会增高？

如果把人体比作一座工厂，尿酸好比是工业生产时产生的废物，血尿酸的浓度就好比是垃圾处理站。工厂里的垃圾堆放的多少，不外乎取决于两方面因素：工业生产时废物产生的速度，以及垃圾处理的速度。

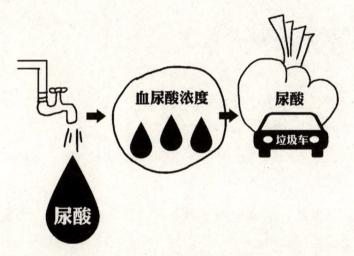

尿酸这种废物产生的来源有外源性和内源性两者，前者好比是工厂从外面购买组件，重新加工、组装时产生的废物；后者则是工厂利用自己的原材料加工成产品时产生的。外源性尿酸是由食物中的核苷酸和嘌呤等分解而来。进食含核苷酸和嘌呤含量高的食物，如动物内脏、海鲜、鸡鸭鱼肉、蘑菇、紫菜和豆类等，都会使血尿酸浓度升高。此外，饮酒特别是长期饮用啤酒，也是引起血尿酸增高的原因。

内源性尿酸是人体代谢过程中自行产生的。除了在本章开头中提到的正常细胞衰老时分解产生的之外，有一些疾病如恶性肿瘤疾病的患者，在放疗和化疗的过程中，肿瘤细胞的大量破坏分解，也会导致内源性尿酸水平的急剧上升。大体上而言，血尿酸浓度的升高主要是由内源性因素决定的，多达2/3的血尿酸来自于内源性。

除了废物的产生速度外，废物的处理速度也是影响血尿酸浓度的重要原因。肾脏是人体重要的"垃圾"处理系统，约有2/3的血尿酸通过肾脏排出人体，因此，当患有肾脏疾病导致肾脏功能下降时，尿酸这种"垃圾"也会慢慢在体内越堆越多，血尿酸浓度也就随之上升了。

尿酸升高了怎么办？

当了解到尿酸浓度升高的原因后，不少聪明的读者朋友也很快会猜出应对的办法了——"节源开流"。

不错，理财时，为了增加我们的存款金额，有一个经典的四字理财方针就是"开源节流"。而为了减少"垃圾"的产生，可以反其道而行之，便是"节源开流"。解释开来，就是尽量减少血尿酸的产生和促进尿酸的排泄。

"节源"方面，我们比较容易做到的是减少外源性尿酸的产生。尽管这方面因素仅占血尿酸产生的1/3，但少进食动物内脏、海鲜等核苷酸含量高的食物，对于降低血尿酸值还是有一定的意义的。关于减少内源性尿酸的产生，我们会在后面的章节中详细叙述。

"开流"方面，我们从前面的小知识栏中了解，尿液的pH值升高，可以增加尿酸的溶解度，因此，碱化尿液有利于尿酸的排泄。另外，使用一部分药物，可以通过抑制肾小管对尿酸的重吸收，或者增加肾小球对尿酸的滤过，实现"开流"。关于这部分知识，我们也将在治疗的章节中进一步介绍。

围魏救赵，关注尿酸增高的危险因素

遗传是一件奇妙的事情，当您的父母为您书写了一段神秘的基因代码后，您的体质就由此决定了。在尿酸代谢方面，有的人生来就属于"过度生产型"或者"排泄障碍型"，甚至有人两者兼备。因此，这些人天生具有高尿酸的"潜质"，正所谓"天命不可违"，现代医学还没有发展到能够随心所欲地改变遗传密码的水平，先天的危险潜质我们没法去改变。

当然，许多代谢性的疾病如糖尿病、高血压等都存在一个共同特点，用一个形象的比喻来形容："遗传因素将子弹上膛，环境因素扣动扳机"。正所谓"三分天注定，七分靠打拼"，就算遗传因素决定了您是易患高尿酸和痛风的人，如果您能养成正确的生活习惯，避免其他引起尿酸增高的危险因素，痛风这个"麻烦制造者"也不会在半夜来敲您的门的。

拒绝高尿酸，从口开始

日常生活离不开吃，饮食结构当然是很重要的一个环节，之前我们也提到过，尽管食物来源的外源性尿酸的量远比不上内源性尿酸，但具有高危因素的朋友，若能管理好自己的嘴，在平时的饮食

生活中少选择高嘌呤的食物,对于控制尿酸水平还是大有裨益的。当然,没有人能够长期坚持做个"苦行僧",适当地打打牙祭也是人之常情,但一定要把握好度。

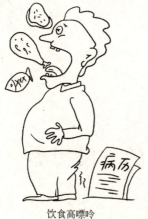

饮食高嘌呤

学会给自己减压

众所周知,精神压力大是导致多种代谢性疾病的一个触点。现代社会中,无论学习、生活、工作,每个环境中都存在激烈的竞争,许多人从年轻时开始,就持续处于高压力的环境中,而精神压力的不断积聚容易导致痛风和引发痛风发作,这也从一个方面解释了为什么现在痛风患者呈现出年轻化的趋势。

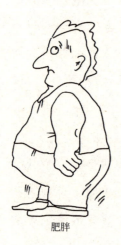

肥胖

当人体处于高压力的状态时,交感神经高度兴奋,指挥着人的全身心处于应激的状态,这种紧张状态持续之下,人体的热量也随之过度消耗,代谢也更加旺盛,尿酸的产生过程也更加活跃。另一方面,精神压力的积聚,导致身体功能紊乱,尿酸的排泄也不能很好地完成。因此,在压力的环境中,尿酸产生得多,排泄得少,

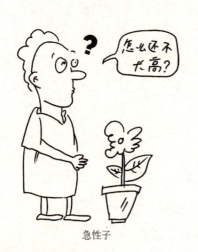

急性子

自然在体内越积越多了。

人要是能处在一个没有压力的环境中该多好啊？非常遗憾的是，在现代社会中，很难找到这样的一个"世外桃源"。因此，在繁忙的工作、学习之余，适当地进行体育锻炼和娱乐，竭尽所能减少心理压力，学会给自己减压，是降低代谢性疾病发生的有效手段，也是具备良好的社会适应能力的标志。

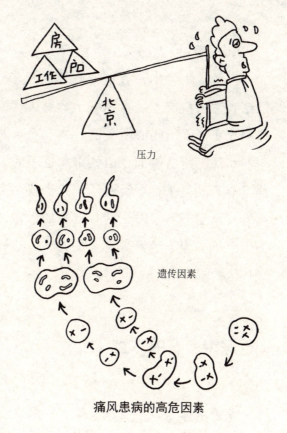

压力

遗传因素

痛风患病的高危因素

让"性子"慢下来

有这样一篇有意思的文章：痛风爱找急性子的人。作者通过长期观察，总结出容易患痛风和高尿酸血症的人的几种性格如下：

1. 凡事都很积极；

2. 在一个团体中喜欢享受领导权；

3. 自我个性鲜明；

4. 喜欢提出自我主张，并希望别人接受；

5. 对自己的业务喜欢钻研；

6. 遇到不同观点和不合乎自己想法时，容易产生攻击性；

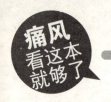

7.责任心强；

8.能力强。

在现实生活中，我挺喜欢这种反应迅速，办事风风火火的人，但这种性格特点也确实埋下了容易患代谢性疾病的隐患。当然，性格的改变并不是随心所欲的，冰冻三尺非一日之寒，它是长期生活习惯和环境所造就的。但如果急性子的人能在工作的间歇期适当地静下心来品品茶，听听音乐，或者找朋友聊聊天，放松一下绷紧的神经，享受一下"慢生活"带来的乐趣，让自己的性子也好好休息一下，不失为一个修养身心的方式。这样，久而久之，多少也能放缓痛风的脚步。

 保持良好的体型

良好的体型，不仅是审美上的需要，更与自己的健康密切相关。肥胖就像一把打开潘多拉魔盒的钥匙，而盒子里装满的是糖尿病、高血压、高血脂等诸多疾病，高尿酸和痛风疾病也是沉睡在魔盒里的小恶魔。

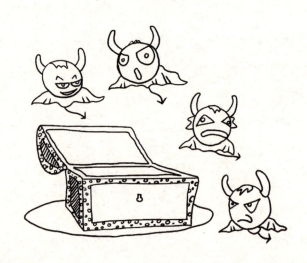

工作繁忙，精神压力大，饮食不规律，缺乏锻炼……这些都是现代年轻人的通病，也是容易造成身体肥胖的原因。再忙再累也不能不顾自己的身体，要学会合理地放松自己，缓解压力，规律饮食，坚持锻炼身体，保持良好体型，自然而然，健康就会守护着您。而健康本身，就是您人生最大的一笔财富！

第二章 透视痛风

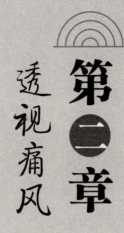

- 痛风的本质是高尿酸血症
- "我"离痛风有多远？
- 诊断有没有痛风——我该进行哪些检查呢？
- 痛风性关节炎——不定期袭来的痛苦
- 痛风结节——症状严重的标志
- 痛风肾——痛风患者死亡的主要原因
- 与痛风"狼狈为奸"的疾病

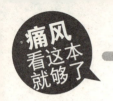

痛风的本质是高尿酸血症

聪明的读者早就知道痛风原因了：很简单，痛风的本质就是高尿酸血症嘛。

是的，高尿酸血症是痛风重要的理化基础，也是引发痛风性关节炎、痛风结节和痛风性肾病的根本原因。

溶解在人体液中的尿酸，接近98%是以钠盐的形式存在的。在37℃的人体温度下，酸碱度为pH 7.4的环境中，尿酸的饱和度是380微摩/升。实验室测得的尿酸正常值范围为150～416微摩/升（2.6～7.0毫克/分升），血清中的尿酸浓度取决于尿酸生成和尿酸排泄之间的平衡，当人体血清中的尿酸浓度高于416微摩/升（7.0毫克/分升）时，我们称之为高尿酸血症。

 痛风是高尿酸血症持续存在的结果

当体液中的尿酸钠持续处于饱和状态时，在某些条件的激发下，如劳累、酗酒、饮食不节、局部受凉等等，就会导致体液中溶解的尿酸钠进入过饱和状态，形成尿酸钠结晶，沉积在关节、肾脏和人体的其他组织中，之后经过一系列复杂的生化过程，引发炎症反应，从而诱发痛风性关节炎、痛风结节和痛风性肾病等疾病。

饮食不节

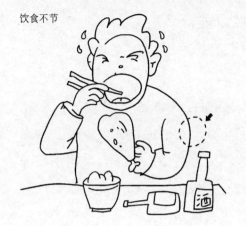

受凉

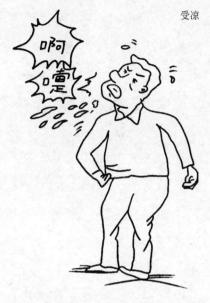

高尿酸血症≠痛风

许多患者朋友都误认为高尿酸血症等同于痛风,一旦发现自己某次检查的尿酸值升高,就高度紧张,四处寻医问药,讨教治疗"痛风"的高招。

实际上,大可不必如此。

虽说高尿酸血症的患者是痛风的"预备役"人群,但高尿酸血症并不等同于痛风。由于个体的差异,有部分患者即使体液中的尿酸值异常升高,但不引起痛风的发作和其他症状的发生,这种状态甚至可以终身存在。

劳累

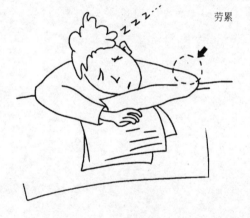

酗酒

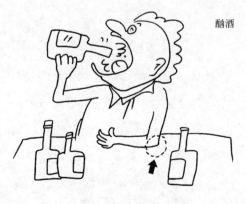

这些条件能够诱发痛风发作

我们把这一种现象叫做无症状高尿酸血症。

高尿酸血症的患者，只有出现尿酸盐结晶沉积、关节炎（或）肾病、肾结石时，才能称为痛风。

但是，这不意味着无症状高尿酸血症的患者可以高枕无忧了。这部分患者，在一定程度上，我们可以理解成他们体内尿酸盐的饱和点较一般人群高，因此，在同样高的尿酸浓度下不容易出现尿酸盐结晶的析出。然而，如果这一部分患者体液中的尿酸浓度继续升高，比如在大量进食海鲜后，或在进行剧烈运动时从肌肉里大量排出尿酸成分，可能就会导致血中尿酸浓度超过饱和点，造成症状的恶化。

由此说来，检查发现尿酸值偏高时，即使没有自觉症状，也应接受治疗，尽可能降低尿酸水平。特别是年龄超过30岁的男性，更需要定期进行尿酸值的测定。

"我"离痛风有多远？

很多疾病的早期都是静悄悄地、毫无征兆地潜伏在那里，丝毫不引人注意。痛风正是其中的代表。高尿酸血症在您的体内埋下罪恶的种子，它不动声色地慢慢生根、发芽，或许有一天，一场剧烈的疼痛把您从睡梦中惊醒时，您会诧异地发现它早已长成参天大树，而树上早已结满了"痛风之果"。为了避免由于疏忽导致的病情加重，甚至引发严重的并发症，在日常生活中，定期体检是十分必要的，自我保健意识的加强有助于早发现、早治疗。

早期自我诊断的方法

早期进行自我诊断,当然要进行血尿酸浓度测定。对于人群进行大规模的血尿酸普查,可以及时发现高尿酸血症,这对于早期发现和防治痛风具有十分重要的意义。

然而,许多人尚没有定期、规律地进行体检的意识,许多地区也不具备开展体检的条件,更不要说大规模的血尿酸普查了。但是,具有以下高危因素的人,还是应该提高警惕,尽可能定期上医院查个血尿酸的:

1.老年人。60岁以上,无论性别和体型。

2.肥胖。尤其是中年男性和绝经后女性。

3.心血管疾病。诸如高血压、动脉粥样硬化、冠心病、脑血管疾病(如脑梗死、脑出血等)。

4.代谢性疾病。糖尿病(尤其是2型糖尿病)、高脂血症等。

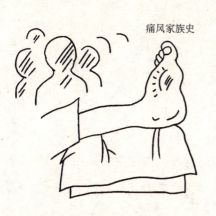
痛风家族史

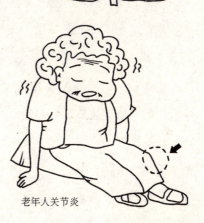
老年人关节炎

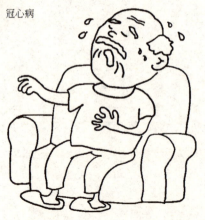

冠心病

5.生活习惯差。如长期无肉不欢、喜食海鲜、酷爱饮酒的中老年人群。

6.有痛风家族史的人群。

7.曾发生过关节炎。尤其是单个关节炎的中老年人群。

8.肾结石。尤其是复发性肾结石和双侧肾结石的患者。

读者朋友如果具有上述的任何一条，都要警惕痛风的可能性，尽早到医院进行血尿酸的检查，以便早期发现，把痛风扼杀在萌芽阶段，切勿讳疾忌医，等到痛风结出了它的"恶魔果实"，疾病就难以连根去除了。即便是您第一次检查血尿酸的结果是正常的，也不能掉以轻心，轻易排除痛风和高尿酸血症的可能性，仍需要至少每年复查一次。

痛风会找上我吗？

完成一个小小的测试，在下列叙述中，如果符合自己，就打"√"

☐ 家族里有人患有痛风。

☐ 喜食内脏、鱼、肉类、海鲜、浓汤火锅等高嘌呤的食物。

☐ 喜食肥肉、油炸、糖果等食品。

☐ 喜食花生、核桃等坚果。

☐ 嗜酒。

☐ 饮食不节，应酬频繁。

☐ 三餐不定时定量。

☐ 体型肥胖。

☐ 长期使用解热镇痛药、利尿药、抗结核药、哮喘用药、肿瘤化疗药物。

☐ 已经检查发现血压、血糖、血脂升高，或已经确诊高血压、糖尿病和高血脂。

☐ 已经检查发现肾功能有问题。

☐ 情绪容易波动，遇事不沉着，经常不安。

☐ 事务繁忙，经常操劳。

☐ 不爱喝水。

☐ 非常喜欢体育锻炼，经常汗流浃背。

注：打"√"超过6项者，您可能已经罹患痛风或高尿酸血症，请尽快就医诊治。

打"√"达3～6项者，您具有患痛风的高危因素，需要定期检查。

打"√"少于3项者，您的生活习惯比较好，请继续保持。

✱ 为什么痛风爱找"工作狂"？

许多人都有这么一种感觉，在自己身边的痛风患者，多以老板、老总等大忙人为主。而这些患上痛风的大忙人也往往寻思这病是工作累出来的。

其实这种想法是有一定道理的。事务繁忙，经常操劳的人，的确是罹患痛风的高危人群。这些工作繁忙的人士，每天睡眠时间少，饮食生活不规律，更谈不上有时间来锻炼身体了。这些老板、老总们平时应酬也多，在宴席上又难免觥筹交错，明知饮酒伤身，可有时又不得已饮过量了。另外，权力越大，责任也越大，这些大忙人们平时还承受这繁重的工作压力，经常紧绷着神经，对诸多事件需要全面思考，快速反应。

从上可知，这些大忙人触犯了多条痛风的"清规戒律"，时间久了，痛风就要来找你。因此，"工作狂"们一定要在忙工作的同时照顾好自己，保持警惕，不要被工作牵着鼻子走。一定要注意劳逸结合，避免过度劳累。

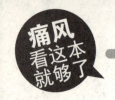

诊断有没有痛风——我该进行哪些检查呢?

一个完整的诊断痛风的临床路径要分三步走:

1. 确定诊断:您有没有患痛风性关节炎?
2. 评估:尿酸值和高尿酸血症的程度。
3. 进一步检查:痛风并发症。

 关节痛莫忘"痛风"

由于缺乏认识和对自己健康的关注度不高,有些患者朋友间断发生关节疼痛时,就吃些止痛药物或贴上膏药"对付对付",也有人甚至尝试喝些药酒来去除"风湿",但结果却事与愿违:饮用药酒后关节的疼痛更加厉害了!这时候,您可千万留个心眼:该不是患了痛风了吧?

痛风性关节炎是痛风的主要临床表现,也常常是痛风的首发症状,因此,痛风性关节炎的确定是诊断痛风时具有决定意义的第一步。早在1977年,美国风湿病学学会(ACR)就制定了一套完整的痛风性关节炎的分类标准,列举了A、B、C三个标准,至今仍广泛应用于临床。

A.关节液中有特异性的尿酸盐结晶。

B.用化学方法或偏光显微镜证实痛风结节中有尿酸盐结晶。

C.下列12个项目中至少符合6项：

（1）急性关节炎发作1次以上；

（2）关节炎引发的疼痛感在1天内达到高峰；

（3）疼痛只发生在一个关节部位；

（4）可以看到局部关节发红；

（5）蹞趾趾跟部关节（第一跖趾关节）疼痛、肿胀；

（6）单侧蹞趾趾跟关节炎发作；

（7）单侧踝关节炎症发作；

（8）有疑似痛风结节；

（9）实验室检查发现尿酸值升高；

（10）X线证实有不对称的关节肿胀；

（11）X线证实有骨皮质下囊肿，但没有骨侵蚀；

（12）关节炎发作时关节液里找不到感染的病原体。

在实际临床流程中，该诊断标准中的A项，需要在关节炎发作时，在患病的关节部位用注射器抽取关节液来验证。但痛风的发作存在起病急、时间短的特点，再加上许多患者对于有创操作的惧怕，并不能普遍应用于每一个患者的诊断。

至于分类标准中的B项，在痛风的初始阶段，多数患者并不会形成痛风结节，有些患者甚至痛风数年，痛风结节就是不在身上安家。

因此，在痛风性关节炎的诊断中，C项具有十分重要的意义。在国外的一些医院，痛风门诊甚至设立了电脑诊断系统，患者对符合自身情况的选项打勾，电脑就可以告诉您是否患有痛风。而这个电脑诊断系统中应用的条目大部分来自于诊断标准中的C项。

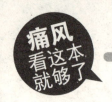

尿酸——诊断痛风的基本检查

血清尿酸值测定

血清尿酸值的测定是诊断痛风的基本检查项目。检查过程其实很简单,只需抽取患者少量血液,放入自动分析仪中,机器就会测得血清尿酸值。

需要注意的是,血清尿酸值是波动的,它会因年龄、性别以及检查当天的身体状况、前一天的饮食、运动量、使用的药物等不同而产生变动。因此,别看是一个小小的检查,讲究起来,学问还真不少呢!

1. 采血的最佳时机是清晨空腹状态下。如果您吃饱了肚子,尤其是大鱼大肉之后,血中的尿酸值难免偏高。因此,在您决定做血清尿酸检查的前一天,应避免吃高嘌呤的食物,也不要喝酒。

2. 剧烈运动后,由于肌肉释放尿酸,也会让您的尿酸检查结果偏高。因此,您也别在跑步、快速爬楼梯、负重、锻炼等活动之后到医院检查。

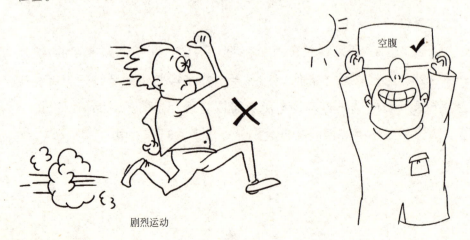

剧烈运动

3. 有一些药物如阿司匹林、利尿药和部分降压药，会影响到尿酸的排泄。如果您想得到一个"真实"的尿酸水平，最好把这些药物停用5～7天。

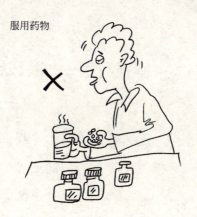

4. 生理状态下，血清尿酸值每天都在一定幅度内波动。因此，一次血清尿酸测定正常不能否认高尿酸血症，需要在不同的日子里，找同一时间段测定3次以上，取其平均值才能得到可靠的结果。

尿尿酸值测定

尿酸每天都在体内形成，其中有2/3是通过尿液排出的，因此，检查尿中的尿酸浓度，也不失为了解体内尿酸水平的一个途径。临床上采取的方法是，在患者低嘌呤饮食5天后，留取24小时的尿液，测定其中的尿酸含量。它的正常范围是每日1.2～2.4毫摩（200～400毫克）。

实际上，临床上采用尿尿酸值测定，是为了取得"锦上添花"的效果。如果尿尿酸超过3.6毫摩（600毫克），可以考虑该患者属于尿酸"生产过剩型"。在我国，这一类患者尚属少数，大部分痛风患者的尿尿酸含量小于3.6毫摩（600毫克），属于"排泄减少型"。实际上，还有不少患者是兼具两种类型的特点的。通过尿尿酸的测定，我们可以初步判定高尿酸血症的分型，有助于降尿酸药物的选择和鉴别泌尿系结石的性质。

刨根问底——痛风给"我"带来了什么?

当医院初步的检查帮助患者朋友明确了痛风诊断之后,医生还会推荐患者进一步做更多的检查,有些检查项目乍一看来让人觉得"风马牛不相及",许多患者朋友会有疑惑:不就是痛风吗?医生还让我做那么多检查是为什么?

然而,这些看上去毫不相干的检查正是医生出于全面考虑问题的结果。只有详细的检查,才能充分了解痛风,也能进一步明确痛风究竟都给自己带来了什么,毕竟,了解自己的疾病才是战胜疾病的第一步。大体而言,这一类的检查可以分成两方面:一方面是检查痛风导致的脏器损害;另一方面是检查容易与痛风"狼狈为奸"的其他疾病。

痛风如果没好好治疗,长期持续的高尿酸血症,会使过多的尿酸盐结晶沉淀在肾脏里,造成痛风性肾病,或引起肾脏功能障碍。同时由于尿中的尿酸量越多、酸碱度越酸,也越容易发生结石,据统计,痛风病人出现肾脏结石的概率为正常人的一千倍左右。因此,诊断痛风的时候,很多医生会给您开具尿常规检查、血清肾功能检查(肌酐、尿素氮等),以更好地判定您的肾脏是否受到痛风的侵蚀。为了判断肾脏里有没有结石,泌尿系统的超声检查也是医生常常采用的项目之一。

前面给患者朋友们介绍

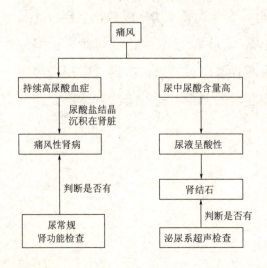

过"四大恶人"——高尿酸、高血糖、高血压和高血脂。它们虽说不上是形影不离，但也常常是结伴同行。痛风作为高尿酸血症引起的疾病，让人不得不担心它的其他几位兄弟的"不请自来"。因此，当您被确诊为痛风时，好心的医生给您开具其他几种疾病的筛查项目，也是无可厚非的。

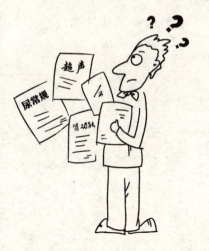

痛风性关节炎——不定期袭来的痛苦

痛风性关节炎究竟有多痛？

提到痛风，不少患者朋友可能会眉头紧锁，因为他们经历过刻骨铭心的疼痛。而对于大多数健康人来说，可能会觉得痛风不过是个小问题，甚至不少人的第一反应是：富贵病嘛，这说明我们的生活水平在改善嘛！

作为一名医生，我看过不少患者在痛风发作时令人心痛的场景：堂堂八尺男儿也能被痛风折磨得流泪，甚至彪形大汉不停地渴求超剂量使用吗啡。尽管如此，我仍无法对痛风这种疾病感同身受，在此，只好翻译一段托马斯·西登汉姆的话。西登汉姆是近代研究痛风最著名的学者之一，他以自身罹患痛风34年之经验，对痛风性关节炎做了详尽的描述：

"罹患之人毫无先兆，安然入睡。夜半三更，剧痛惊醒，痛发于踇趾，再波及足跟、踝部或足背。痛似关节错位，又似足浸于冰水，激寒至处又似灼烧。初时尚可忍耐，然此痛绵绵不绝，愈发剧烈。痛甚，足骨、韧带亦牵连其中，或似撕扯，或似啃啄，或似压榨。疼痛所及之处，敏感异常，轻薄被褥之分量，微弱的地板震动，无端倍增其苦痛……"

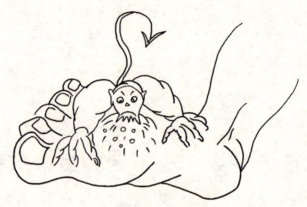

痛风发作时的感受

以上是一段典型的痛风急性发作的描述，堪称经典。但每个患者的疾病有轻重缓急之分，对于疼痛的感受也不尽相同，因此，有时候医生会在白纸上画一条直线，分为10等分，直线的一端标示"无痛"，另一端为"最严重的剧痛"。让患者根据自己的感受，在直线上某一点作一记号，以便表示疼痛的强度及心理上的冲击，医生会据此评估患者并进行医治。

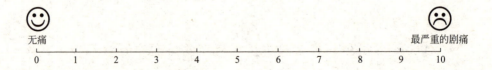

曾经有一个患者根据自己的感受，把痛风的疼痛分成5个级别，虽然不正规，但是很形象：

1级疼痛：轻微疼痛，对日常生活没什么影响。

2级疼痛：比较痛，走路的时候感觉不对劲。

3级疼痛：很痛，走路时需要跷着脚或扶着桌子。

4级疼痛：疼痛很强烈，需要躺在床上，下半身一动就痛，上半身忍痛可以活动一下。

5级疼痛：剧烈疼痛，躺在床上，直不起腰，一动就痛。

 罪魁祸首还是尿酸

在前面的章节中我们已经了解到痛风在本质上就是高尿酸血症引起的，不错的，之所以会发生那钻心的痛，就是因为尿酸盐结晶在关节部位沉积导致的。

大家都知道，骨与骨之间的连接部分叫做关节。关节由三部分组成：关节面，关节腔和关节囊。两根相邻的骨头相接触的表面就叫做关节面，它们表面覆盖着一层光滑的软骨，软骨光滑并富有弹性，可减少运动时的摩擦，还能缓冲震动和冲击。关节囊是很坚韧的一种结缔组织，把相邻两根骨头紧紧地包起来。关节囊的内内表面为滑膜层，它也会分泌滑液，减少运动时的摩擦。关节囊和关节面包起来的那个空隙就叫做关节腔。

生活中的物理常识告诉我们，液体的浓度太高时，溶质就会析出形成晶体。同样道理，如果血液里溶解的尿酸浓

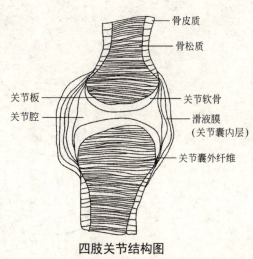

四肢关节结构图

度超过饱和点，它们就会形成尿酸盐结晶，沉积在软组织中。当然，关节部位的软组织也不能幸免。最常见的受累关节部位是脚上的跗趾根部的关节（跖趾关节），也可以发生于其他较大的关节，尤其是踝部和足部的关节。

这些尿酸盐结晶沉积在软组织中平时倒也相安无事，一旦体内的环境有什么波动，这些淘气的晶体就会出来添乱，引起体内的免疫反应，导致关节炎的发生。等到体内的环境重新风平浪静之后，这些晶体还会在关节的软组织中潜伏起来，等待下一场捣乱的机会。

这样，一把"达摩克利斯之剑"就悬在了痛风患者的关节之上，凡是经历过一次磨难的患者大多对这把"剑"充满了畏惧。

仅仅是疼痛而已吗？

痛风性关节炎在两次急性发作之间会有一个间歇期，患者在间歇期里有如常人，并没有什么痛苦。总有一些患者，不能"痛定思痛"，在间歇期里又重新驰骋于酒场，大口吃肉，大碗喝酒。对他们来说，在痛风早期，间歇期可长达数年，随着疾病的进展，间歇期

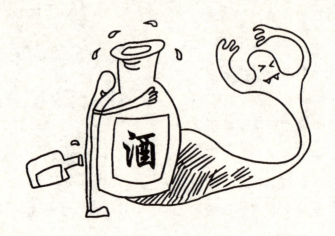

会越来越短，而发作期会越来越长，受累的关节也会越来越多，每次发作时带来的痛苦也会越来越不堪忍受。

不仅如此，在反复发作的慢性炎症过程中，围绕着软组织的尿酸盐晶体，会被纤维组织包裹，形成大小不同的肉芽肿，有的小如芝麻，有的大如鸡蛋。它们在关节附近侵入骨质，形成骨骼畸形，或使骨质遭受损毁，最终导致关节变形、僵硬、活动受限。并且，痛风结节逐渐增大后，它表面的皮肤会变薄，容易磨破形成瘘管，排出白色粉笔屑样的尿酸盐结晶物，经久不愈。

痛风结节——症状严重的标志

痛风的"发展历程"

痛风在临床上可分为四个阶段：

第一阶段为高尿酸血症期，病人除了血尿酸升高外，并未出现痛风的临床症状。

第二阶段为痛风早期，血尿酸持续性增高，导致急性痛风性关节炎突然发作，正如我们在上一个小节中提到的那样，绝大多数人是在睡梦中像被刀割般

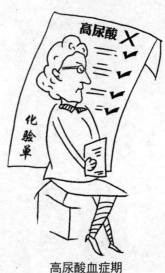

高尿酸血症期

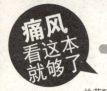

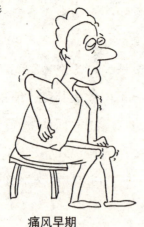

关节畸形

痛风早期

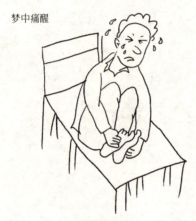

梦中痛醒

痛风中期

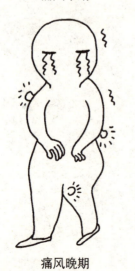

痛风晚期

的疼痛所惊醒，最初受累的部位往往是脚的踇趾，关节红肿、灼热发胀，不能触碰，甚至不能盖被子，哪怕是轻微的风吹过或者活动一下脚趾头，也会立刻感到钻心般的疼痛，但这种疼痛来去如风，少则数天，多则数周就会消失。在缓解的时期里，患者看上去和正常人没什么两样，实际上尿酸结晶还会在您的体内继续作怪，久而久之，关节会变得肿胀僵硬、屈伸不利。

第三阶段为痛风中期，痛风刚开始时，往往只是一个关节受累，而这个"倒霉的"关节通常是脚的踇趾关节，久而久之，疼痛会逐渐波及指、趾、腕、踝、膝关节等全身关节，进而周围的软组织和骨质也遭到不同程度的破坏和功能障碍，尿酸结晶不断沉积，慢慢地形成了结石一样的"痛风结节"，痛风结节的出现，是疾病进入严重状态的警戒信号。

第四阶段为痛风晚期，患者关节畸形日益严重，痛风结节在身上出现的部位增多，体积增大，易破溃流出白色尿酸盐结晶。由于关节永久性畸形，造成功能障碍，影响日常学习、工作和生活,给病人带来极大的身心痛苦。此外,尿酸盐还会不断沉积到肾脏里,形成肾结石,临床出现水肿、少尿、蛋白尿、夜尿增多、高血压、贫血等现象,提示肾功能的损害逐步加重。病情进一步发展,甚至会出现不易逆转的肾功能衰竭进而危及生命。

✦ 痛风是一种终身疾病吗?

痛风这个疾病,无疑是很折磨人的,每次痛风发作起来,硬汉子也会苦不堪言,虽然经过治疗,症状会消失,但似乎好景不长,痛苦又会再次降临。许多患者来诊时,都会问这样的问题:痛风会跟着我一辈子吗?它能够根治吗?

很遗憾,这个问题的答案要让大家失望了。以目前的医疗水平来说,痛风是一种终身的代谢性疾病,尚没有某种神药能够彻底根治。在预防和治疗的过程中,一旦您放松警惕,痛风可能又会找上门来。但正是因为它具有间歇发作的特点,合理的饮食、运动和药物治疗能够将患者的尿酸水平控制在合适的范围,痛风在较短的时期内不容易出现各种严重的并发症。一般而言,痛风的间歇期越长,对身体的损害越小;间歇期越短,发作越频繁,对身体的危害越大。

总之,痛风是一种终身疾病,无法根治但并不可怕,只要您勇于面对疾病,积极预防和治疗,您是可以让痛苦远离自己的。

恼人的痛风结节

痛风结节的出现,意味着痛风病程已经进入了第三阶段,疾病已经越发严重了,如果继续放任痛风发展,痛风就要开始"攻占"人体的内脏器官了。

一般认为,血清尿酸值持续大于535微摩/升的话,一半以上的患者会出现痛风结节。从高尿酸血症开始,到发生痛风结节,平均需要十年的时间。血清尿酸的浓度越高,持续时间越长,痛风结节发生的概率也就越高。

痛风结节最喜欢的"居住地点"是人体的关节内和关节周围的组织,如关节软骨、滑膜、骨骼、肌腱、韧带、关节囊等部位。人体四肢的远端小关节是痛风结节最为"青睐"的地方,像跖趾关节、踝关节、足背、手指关节、掌指关节、腕关节和手背等。人体耳廓上的软骨也是痛风结节的"首选居住地",四肢较大的关节部位,如膝关节、肘关节,则可算得上是痛风结节的"宜居环境"。而躯干部位如胸、腹、背、腰、臀、肩和四肢的上臂和大腿部位,痛风结节则相对少见。至于人体的内脏,也同样可以发现痛风结节的踪迹,最常受累的系统是泌尿系统(如肾脏、输尿管和膀胱),毕竟这是尿酸的出口部位,容易出现尿酸的沉积。另外,胆囊也是比较常见的痛风结节部位。

事实上,除了中枢神经系统由于受到血脑屏障的保护,所处的环境里的尿酸浓度远低于其他部位以外,人体几乎所有的组织都可能出现痛风结节。这些痛风结节大小不一,小如芝麻,大如鸡蛋。痛风患者如果在早期发现小的痛风结节时,能积极治疗,使血清尿酸浓度长期处于正常范围内,痛风结节有望消散。这是因为痛风结节形成的时间尚短,还没"修炼"成"不化之身",里面沉积的尿酸盐还能与血液里的成分自由交换,

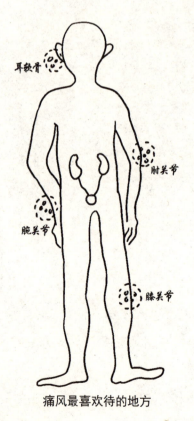

痛风最喜欢待的地方

痛风结节还处于可溶解的时期。而一旦痛风结节增大,并长期存在,内部可能发生纤维化和钙化,就毫无溶解的希望了,只能通过手术来治疗。

痛风患者身上出现痛风结节时,不光光是影响了美观,还会带来各种各样的烦恼。当痛风结节逐步增大时,组织内部的压力也随之增高,受累部位的皮肤紧绷、变薄,皮肤完整性受到破坏,抗牵拉的能力下降。痛风结节的部位一旦受到摩擦、受压、受冷受热或创伤时,容易发生破溃,流出牙膏状的白色尿酸结晶。这些破损的皮肤部位再生能力差,难以自行愈合,破损时间久了就会形成瘘管,瘘管周围组织长期受到尿酸结晶的刺激就会形成炎症性肉芽肿。一般而言,痛风结节部位的皮肤破溃和瘘管不容易继发细菌感染,但凡事总有个万一,如果继发细菌感染并经久不愈,就可能形成慢性化脓性病灶。

痛风肾——痛风患者死亡的主要原因

肾脏——任劳任怨的"清洁工"

我们的身体里有一对十分"吃苦耐劳"的脏器,位于我们的腰部,大约有拳头大小——那便是肾脏。在我们生命中的每一秒,它们都在默默地为我们从事着"最脏最累"的活——排泄人体产生的垃圾、毒素和多余的水分。

　　肾脏之所以能够承担如此高强度的工作，全依赖于它们内部那些许许多多精细的"小零件"——肾小球和肾小管。肾小球是一个由毛细血管组成的球团样结构，是我们人体的血液过滤器，当循环的血液经过肾小球毛细血管时，血浆中的水和小分子溶质，包括少量分子量较小的血浆蛋白，可以通过肾小球的滤过而形成超滤液。我们的血液每时每刻都在流动，肾小球也时刻都在尽职地工作，可千万别小看了这些"小零件"的工作能力，每一昼夜从肾小球滤出的血浆总量高达180升！约为我们体重的3倍！这些超滤过的血浆通过肾小球后，就轮到肾脏的另一个"小零件"——肾小管大显身手了，这些小管具有重吸收的功能，能把超滤液中的氨基酸、蛋白质、有用的电解质和水分重新回收到血液中，而剩下的垃圾、毒素和多余的水分就形成尿液最终排出体外，正常人每天排出的尿量大约是1.8升，也就是说肾小管也是极其能干的，它能重吸收99%的超滤液，留住大部分对我们人体有益的成分。

　　尿酸是人体内的一种垃圾，同样也是通过肾脏排出体外的。痛

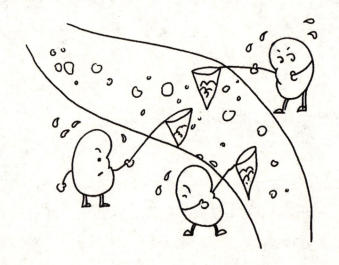

风患者血液中的尿酸过多,达到过饱和状态时将形成尿酸盐结晶,当这些垃圾通过肾脏排泄时,就容易沉积在肾脏组织中,导致痛风性肾脏病的发生。

肾脏在人体器官中,属于"忍耐力"极强的脏器。发生病变的早期也很难表现出症状。由于人体肾脏左右各一,即使尿酸盐结晶导致肾功能减半,有些患者还依然是自我感觉良好,平时的饮食起居并没有受到太大影响。而事实上,一场危机正在悄然酝酿。当肾脏的功能进一步受到损害时,往往会病情急剧变化,肾功能持续恶化,其中17%～25%的患者最终死于肾功能衰竭。

痛风导致的肾脏病变

肾脏是痛风患者除关节以外最常受到侵犯的部位,事实上,如果给长年痛风的患者进行肾脏病理检查,几乎每一个患者都有肾脏损害,只是轻重的程度不同而已。然而,正因为肾脏那强大的"忍耐力",大约只有1/3的患者在痛风病程中出现肾脏症状。

痛风的肾脏病变包含以下三种类型。

慢性痛风性肾病

机器的高强度运转会影响使用寿命,肾脏作为人体内部的"机器"也是如此,痛风患者体内的尿酸长期处于高水平,肾脏长时期也处于超负荷的"劳动强度"下,内部的"零件"也容易耗损。此外,血清尿酸在过饱和状态下,尿酸盐结晶沉积于肾脏组织,可导致肾脏慢性的间质性炎症,

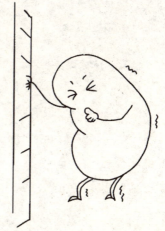

使肾小管变形、萎缩、纤维化、硬化，进而影响到肾小球的那些小血管，发生慢性肾小球肾炎。

最初，肾小管受到损害时，它的浓缩功能减退，排出尿液的比重降低，许多患者还会发觉自己晚上上厕所的次数增多了。到了肾小球也"在劫难逃"之时，会出现轻度蛋白尿和显微镜下血尿，部分患者会发觉自己尿中的泡沫增多，有些人还会感到腰部酸痛，细心的人还会留意到自己的下肢有些水肿的表现。随着病情的进一步恶化，患者会出现肾性高血压，肾功能不全，最终发展到慢性肾衰竭。

急性尿酸性肾病

急性尿酸性肾病多见于继发性痛风的患者，所谓继发性痛风，是指痛风患者疾病的根源并非自身的尿酸代谢异常，而是存在其他的"幕后推手"，如肾脏病、血液病、服用某些药物、肿瘤放射治疗和药物治疗等多种因素。

最典型的急性尿酸性肾病的例子见于肿瘤药物治疗的病人，治疗后，患者体内大量的肿瘤细胞被化疗药物杀灭，它们的"残骸"被分解而产生大量尿酸，使得血尿酸浓度迅速达到过饱和，尿酸结晶沉积于肾小管、集合管、肾盂、输尿管等部位，造成广泛严重的尿路阻塞，患者可迅速出现尿量减少甚至无尿，急性肾功能衰竭等现象。

尿酸性尿路结石

尿酸结晶除了沉积在肾小管外，还能沉积在泌尿系统的其他部位形成尿路结石，在痛风患者中的总发生率在20%以上，许多人错误地认为尿路结石是长年痛风后的结果，而事实上，有些患者的尿酸性尿路结石可以比痛风性关节炎更早出现。美国的一项医学研究显示，在20岁以上的成年人中，肾结石和痛风的患病率分别为

5.6%和2.7%，但肾结石患者中，痛风的患病率高达8.6%，痛风患者的肾结石患病率更高，可达到13.9%。这项研究说明了血尿酸水平和尿路结石的密切相关性。痛风患者尿路结石的主要成分是尿酸盐（59.7%），其次是蛋白质、多糖等有机成分（28%），以及钠（9%）、钾（3%）、钙（0.2%）和微量的铁、磷、镁等元素。

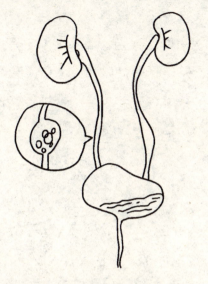

较小的尿路结石呈沙砾样，可以随尿液排出体外，患者有时没有任何临床症状。但尿路结石体积变大后，可以引起尿路梗阻，引发肾绞痛、血尿、肾盂肾炎、肾盂积水等病症。时间久了，同样会影响肾脏功能，甚至最终发生肾功能衰竭。

与痛风"狼狈为奸"的疾病

 "生活习惯病"困扰着现代都市人

近些年，随着物质生活的改善，生活节奏的加快，都市的人们越来越不注意培养良好的生活习惯，昔日的"富贵病"也来到寻常百姓家。痛风，作为生活习惯病的一种，在现代都市中已越来越常见，并且，痛风患者还呈现出年轻化趋势。而痛风的三个"兄弟"——糖尿病、高血压和高血脂，先后去"拜访"同一个患者的现象也并非少见。很好理解，毕竟，这"四兄弟"与不良的生活习惯是形影相随的。

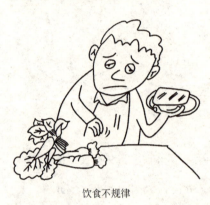
饮食不规律

"生活习惯病"这一名称，是1996年由日本人提出的，也可称为生活方式病，旨在告诫人们养成良好的生活习惯，避免许多代谢性疾病的发生。不良生活习惯包括熬夜、酗酒、吸烟、久坐、缺乏运动、饮食不规律，而这些生活习惯所造成的相关疾病和各种亚健康状态，如肥胖、糖尿病、高血压、动脉硬化、炎症、头痛、抑郁、皮肤干燥等，被称为"生活习惯病"。据调查，中国每5个成年人中有1个患有"生活习惯病"。面对不断增多的生活习惯

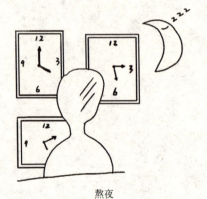
熬夜

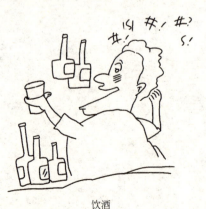
饮酒

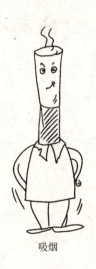
吸烟

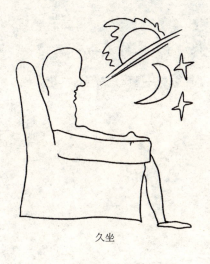
久坐

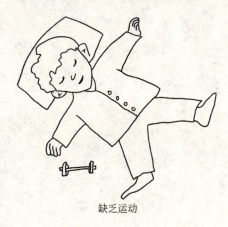
缺乏运动

不良生活习惯

病，2008年国家卫生部门发起了"和谐我生活，健康中国人"全民健康生活方式行动，将每年9月1日定为"全民健康生活方式日"。

下面向朋友们介绍几种与痛风"狼狈为奸"的疾病，它们大多都是由不良生活习惯造成的。

甜蜜杀手——糖尿病

糖尿病的大名，想必每一位读者朋友都不感到陌生。这位甜蜜杀手是最经常和痛风勾搭在一起的"坏蛋"，痛风患者发生糖尿病的概率比一般人群高2～3倍。糖尿病发病之后，难以根治，将会伴随着患者一生。

与痛风一样，糖尿病属于生活习惯病，它的发病与贪食、肥胖、缺乏运动以及遗传缺陷等因素相关。另外，也有研究提示，尿酸水平的升高可能参与胰岛细胞的破坏。在诸多因素的打击下，患者的胰岛素分泌相对不足或绝对不足，导致血液中的葡萄糖过剩，进而发生糖尿病。

简单说来，由于糖尿病患者血液中的糖分含量高，全身血管浸泡在高浓度的"糖水"中，容易受到"腐蚀"，尤其是比较脆弱的小血管如视网膜、肾脏的肾小球等部位的血管往往最先受到攻击，最终患上视网膜病、糖尿病肾病等并发症。

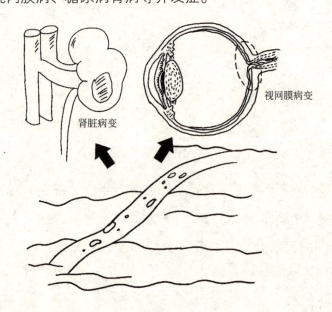

肾脏病变　　视网膜病变

痛苦的压力——高血压

另一个与痛风"狼狈为奸"的疾病就是高血压。大约有50%的痛风患者最后会与高血压"做伴"，而许多高血压患者往往也会伴发高尿酸血症。

高血压的发病也是与生活习惯是分不开的，除了遗传因素外，高盐饮食、饮酒、精神压力大、运动量不足等不良生活方式也可导致疾病产生。痛风患者日常饮食偏向于高脂肪、高热量食物，体形大多比较肥胖，由于体内储存过多的脂肪更容易发生动脉粥样硬化，因此高血压也就更普遍地出现于痛风患者。

按照世界卫生组织（WHO）制定的标准，高血压定义为收缩压高于140毫米汞柱和（或）舒张压高于90毫米汞柱的状态。

在高血压的状态下，血管壁的血液压力增加，血管容易受到损伤。高血压和动脉粥样硬化互为因果，高血压的存在会加剧动脉粥样硬化，加重心脏、脑、肾脏等部位的血管病变，增加冠心病、脑出血、脑梗死、高血压肾病等疾病的风险。

隐形的杀手——高血脂

相对于高血糖和高血压两者而言，普通老百姓对于高血脂这名"杀手"的警惕性并不那么高，甚至有些朋友只是简单地想到：高血脂不就是胖一点吗？

实际上，高血脂绝不是所谓"胖"这么简单，而那些诊断为高脂血症的患者也并非个个都是胖子。高脂血症指的是由于脂肪代谢或转运异常，血浆中一种或几种脂质浓度高于同龄正常人群。高脂血症也是容易与痛风并发的由代谢异常引起的一种疾病，40%～70%的痛风患者同时患有高脂血症。

高血脂对身体的损害是隐匿、逐渐、进行性和全身性的。对于高脂血症，我们可以简单地把它想象成人体的血管中充满了油乎乎的东西，血液的黏稠度增加。它的直接损害是加速全身动脉粥样硬化，因为全身的重要器官都要依靠动脉供血、供氧，一旦动脉被粥样斑块堵塞，就会导致严重后果。

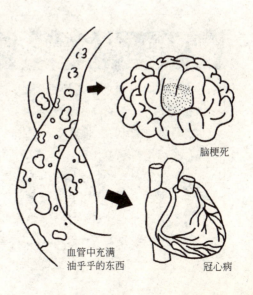

脑梗死

血管中充满油乎乎的东西

冠心病

动脉硬化引起的肾功能衰竭等，都与高血脂密切相关。大量研究资料表明，高脂血症是脑卒中、冠心病、心肌梗死、心脏猝死等疾病的独立而重要的危险因素。

难言的负担——肥胖症

痛风、糖尿病、高血压、高血脂这"四大恶人"，都是由于人体代谢异常引起的，不少患者常常同时或先后挨了其中的两个或三个"恶人"的"阴招"。这些人群常常有一个共同的特点——肥胖。

肥胖症，在一定程度上，可以说是所有生活习惯病的原因，也是痛风、糖尿病、高血压、高脂血症的"先遣部队"。

许多痛风的患者都是肥胖体型，为了控制痛风病情，减肥是必要的手段。值得注意的是，痛风患者的减肥不宜太快，欲速则不达，减肥过度时，体内脂肪的新陈代谢也会加快，妨碍尿酸的正常排泄，反倒引起体内尿酸的急剧增加，导致痛风发作。

★ 肥胖为什么找上我呢？

有些人拥有令人羡慕的体型，怎么吃都不会胖。而有些人则怎么也瘦不下来，喝口凉水都会胖。

为什么吃同样的东西，有些人发胖，而有些人还是身材苗条呢？在这里，我给大家讲一个关于"节约基因"的很有意思的理论。

人类自诞生以来，历经饥荒、战乱、改朝换代，每逢乱世，不用说三餐都能填饱肚子，就连生命也常常受到威胁。因此，在漫长的历史河流中，有一种被称为"节约基因"的遗传因子就被筛选出来，人类的身体总是为了下一次的灾荒、饥饿做准备，把每一次进食后的能量以脂肪的形式储存在体内，以备在食量不足时，将其分解，作为热能来维持生命。

到了现代，人类文明高度发达，大部分的中国人可以获得比较稳定的粮食供应，早已经从饥荒的日子中解放了出来，但拥有"节约基因"的人们还是接受着祖先留下来的老黄历——"将多余的营养物质储存到脂肪"，其结果就是：吃多了，人就会胖。

那么，那些容易发胖的人该怎么保持体形呢？聪明的读者一定有主意了，少吃，多运动，把多余的能量消耗掉，让"节约基因"发挥不了它的功效。那么，就功到自然成了。

目前的医学还没有发达到对基因进行随意改造的程度。一个基因的形成和淘汰都需要漫长的历史过程。如果人类的物质和粮食供应一直保持着富足的程度，再经过千年以上的时间，长时间用不着的"节约基因"可能也会在人类的基因库中消失，那时的人类，也许就不会受到肥胖的困扰了吧？

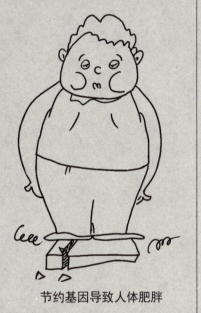

节约基因导致人体肥胖

让痛风的"损友们"无机可乘

上面给大家介绍的几位痛风的"损友们"真可谓一个赛一个狠毒，想必患者朋友们一辈子都不想去招惹它们。一方面，罹患讨厌的痛风是不幸的，另一方面，痛风的到来就像是给您提了个醒，告诉您从现在开始需要更加重视自己的生活习惯了，不然，到头来痛风的几个"损友们"就要接踵而来，在您的身体里开舞会了。

已经患上痛风的患者朋友们，除了纠正自己不良的生活习惯，从源头开始，铲除其他生活习惯病赖以生存的土壤外，还应该定期上医院做一下体检，进行关于血糖、血压和血脂的检查，把疾病控制在萌芽阶段。毕竟，"病在腠理"尚还容易医治，而一旦到了"病在脑髓"，神医的妙手也难以回春了。

第三章 防治痛风，从嘴开始

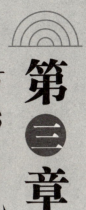

- 学会吃东西——痛风患者的第一张处方
- 肥胖的人需要减少食量
- 合理的热量和平衡的营养才是"王道"
- "我"该怎样吃到饱？
- "我"该怎样吃得好？
- 限制脂肪摄入量
- 痛风饮食实战
- 减少盐分摄取量预防开发症的发作
- 痛风合并其他疾病的饮食攻略
- 酒，痛风的助虐剂
- 在外就餐的饮食攻略

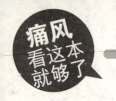

学会吃东西——痛风患者的第一张处方

 食疗，有那么重要吗？

自古以来，"民以食为天"，饮食在人们的日常生活中占有极其重要的地位。《本草纲目》作为中国医学的瑰宝，很多篇章中都渗透着"医食同源"的思想。对大多数痛风患者而言，"饮食控制"很可能就是医生给您开出的第一张处方。

但很多患者到医院看病，总是抱着"打几针，吃些药，病能好得快些"的想法，而对于医生反复交代的"控制饮食"，往往含糊了事，甚至有些患者会觉得被"糊弄"了。但您还真别低估了饮食疗法，事实上，它可是痛风治疗的基石。道理很简单：解铃还须系铃人，既然在一定程度上，痛风就是"吃出来"的病，那么，我们可以想办法通过饮食把它控制住。

在前面的章节中提到，食物只占尿酸来源的1/3，其余多为体内代谢自行产生的。至此，有些读者朋友可能会有疑问：反正大部分尿酸是身体自己造成的，还要控制饮食干什么？

要知道，痛风是一种代谢性疾病，目前的医学尚不能根治痛风，药物治疗的目的就是改善尿酸水平，预防并发症。痛风患者要是能把握好"嘴"这道防线，或多或少能实现尿酸值的降低，"不积跬步，无以至千里"，如果你养成适合痛风的饮食习惯，每日坚持，长期下来，对于疾病的控制是十分可观的。

并且，痛风发病源于代谢异常，它与肥胖、高血压、血脂异常、糖尿病、胰岛素抵抗关系密切，我们所提倡的合理饮食，同时也是避免其他这些疾病的有力保障。

 痛风饮食的五部曲

用一句话概括饮食疗法，就是：纠正以前的不良饮食习惯，开始健康饮食。把握好这一点，您就迈出了控制尿酸值的第一步。

具体而言，我给大家带来痛风饮食的五部曲。

开幕——控制体重，吃到八分饱

很早以前，人们就认识到饮食条件优越的人容易患痛风。现在，也有大量医学资料表明，痛风常不是单独发生的，它往往是肥胖、糖脂代谢紊乱的"跟屁虫"。而导致肥胖、糖脂代谢紊乱的最大诱因就是"吃太多"。我们要健康地生活，需要摄入一定的营养物质，太多、太少都不好。这里所说的多少不是指食物的分量，而是指食物的热量。

总热量的供给因人而异，如休息状态与体力劳动者有所不同。休息者热量每日按每千克体重25～30千卡给予，体力劳动者则为每千克体重30～40千卡。对肥胖或超重者，应限制总热能，采用低热量饮食，即每日按每千克体重10～20千卡给予。

精确地计算自己每日摄入的食物热量固然是最科学的方法，但大多数人难免会觉得麻烦，难以长期坚持。其实，大家可以凭自己的感觉去估计摄入的食物，每天不必"吃到饱"，而只需吃到"不饿"。这种感觉，也就是"吃到八分饱"。再进一步说，对于大多人而言，如果属于肥胖体型，可以尝试在以往的进食基础上减少50克的主食。

✦ 我算不算肥胖？

现代的都市白领，最流行而持久的生活风向标之一就是——"减肥"，运动、吃药、抽脂、脱水、节食、针灸等等，可谓无所不用其极。但是，开始减肥前，您想自己究竟算不算肥胖没有呢？

肥胖不是别人嘴里说得，也不是照着镜子时自己觉得，更不是一拍脑袋给自己戴上的帽子，判断肥胖与否，医学上是有严格的标准的。

我们知道，肥胖是指人体的脂肪过剩。一般而言，一个人体重增减时，所变动的几乎均为脂肪和水。正常情况下，男性脂肪占体重的15%～18%，女性则为20%～25%，如果男性脂肪达25%以上，女性达30%以上，就可以称之为肥胖。

医学上最常使用体重指数（BMI）来计算一个人是否肥胖，其公式为

$$BMI=体重(kg)/[身高(m)]^2$$

当一个人BMI大于25时，我们称之为超重，大于27时，则列入肥胖的范围。

第二幕——饮食结构合理搭配

在确定一天的总热量后，我们需要对各种营养成分进行搭配，满足身体的需求。其中，最重要的是合理搭配糖、蛋白质和脂肪这三大营养成分。

痛风的发病与高蛋白、高脂肪膳食等不良习惯密切相关。如蛋白质摄入过多使核酸分解过多，产生大量尿酸，脂肪摄入增加可使血酮体浓度升高抑制肾脏排泄尿酸等。

关于这三者的理想搭配是：在限定总热量的范围内，每天食

物中营养的配比为：55%～60%的糖分，20%左右的蛋白质，20%～25%的脂肪。此外，我们还需要往食物中添加一些"润滑剂"——维生素和矿物质，使摄入的能量更好地发挥作用。蔬菜、海藻等食物中就富含这些润滑剂，而且恰巧这些食物又是低热量的，就算吃多了也不必担心热量超标。

此外，痛风患者还应该多选食碱性食物，这样，可使体内碱量增加，尿pH值升高，降低血尿酸浓度，甚至可以使尿液呈碱性，从而增加尿酸在尿中的溶解度，促进尿酸的排出，防止它们在肾脏慢慢蓄积，避免形成尿酸肾结石。常见的一些碱性食物主要有油菜、白菜、胡萝卜、瓜类、海藻、紫菜、水果等富含微量钾的菜果，痛风的患者朋友不妨多尝试一些这些菜肴。

✦ 酸性食物和碱性食物

我们来做一个小小的测试：您的面前摆着一个柠檬和一块巧克力，现在请说出其中哪一个是酸性食物，哪一个是碱性食物？

估计很大一部分读者都会毫不犹豫地说出：很简单嘛，当然柠檬是酸性食物啦。

然而正确答案会令您大跌眼镜：酸不溜秋的柠檬居然会是碱性食物！

大部分人对食物酸碱性的认识十分模糊，凭借日常生活的经验来判定食物的酸碱。其实，食物的酸碱性可不是靠味觉来区分这么简单。所谓食物的酸碱性，是指食物进入人体后的酸碱性质，大体上由食物中的无机盐的种类

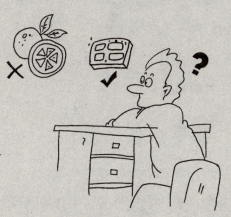

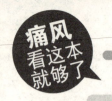

和含量多少的比率而定：钾、钠、钙、镁、铁进入人体之后呈现的是碱性反应；磷、氯、硫进入人体之后则表现为酸性。

第三幕——避免高嘌呤食物

虽然外源性嘌呤不是痛风发病的主要原因，但吃一顿富含嘌呤的饮食，类似于往血液中注射了一剂尿酸，一下子使血尿酸浓度增高，容易诱发痛风急性发作。因此减少富含嘌呤食物的摄入，在痛风的防治上有其独特的重要性。

对痛风患者而言，每日的嘌呤摄入量，在急性期控制在100毫克以下，慢性期控制在150毫克以下。高嘌呤的食物无论是在急性期还是缓解期都应该视为忌口。含中等量嘌呤的食物，在痛风急性期应尽量避免，缓解期每天可少量食用。而嘌呤含量少的食物则是痛风患者最佳饮食。因此，痛风患者较合理的饮食品种是牛奶、奶制品、豆浆、豆腐、鸡蛋、各类水果、各种谷物制品、大部分蔬菜、糖、果酱、蜂蜜和植物油等。但是，这绝不意味着患者要和肉食说永别，对于那些"无肉不欢"的患者朋友，只要注意食物烹调方法，也可以减少食物中的嘌呤含量，这些烹饪的技巧，我们在后面的章节中再做叙述。

第四幕——水√，酒×

水喝得多，尿量也会增加，相应地，随之排出的尿酸也会增加。只要您的肾脏功能正常，我们就鼓励适量多饮水，一般每日液体摄入总量不少于2500毫升，我们一向推崇白开水，觉得它是最好的饮品，当然，如果你喜欢有点口味的水，也可以尝试维生素饮料、蔬菜汁、水果汁或豆浆等。为防止夜间尿液浓缩，尿酸在泌尿系统中的浓度提高，患者朋友们可在睡前或夜间少量饮水。

许多痛风的患者都有这样的体会：饮酒容易引发痛风。元世祖忽必烈一生豪爽，晚年仍不改英雄本色，酷爱饮酒，却常常因为饮酒过度饱受痛风之苦。酒精在肝组织代谢时，会大量利用血液中的水分，这样，血浓度增加，使原来已经接近饱和的尿酸，加速进入软组织形成尿酸盐结晶。

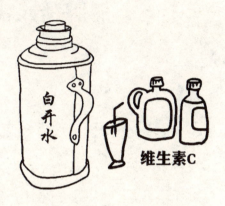

尾声——持之以恒

饮食是一种生活态度，也可以说是一种生活习惯。

对于罹患痛风的患者，其导火索很可能就是原有的那些不良饮食习惯。当您看完这一个章节，即将进入下一个章节时，不妨合上书本，回想一下自己平日的饮食，再默默地下一个决心：从明天起，我要开始改变对于饮食的态度！

态度改变了，行动就会变，当你在脑子里勾画每一餐的食物组成，计算食物的热量，客气地回绝别人的敬酒时，您也就开始一步一步地迈向健康了。久而久之，这些行动又会变成一种生活习惯，也许，等到这些习惯养成的时候，您会发现，痛风这个顽皮的疾病，已经好久没找过自己的麻烦了！

肥胖的人需要减少食量

 肥胖——开启"痛风之门"的钥匙

据估计，国内大约有10万名痛风患者，发病年龄多集中在四五十岁或以上，但令人担忧的是，四十岁以下的年轻患者正逐年增多。其实原因很简单，就一个字：吃。随着我国经济的发展，国民生活水平的改善，荤菜成了大多数人餐桌上的主流，越来越多的人吃得多了，也吃得好了。有关调查资料显示，20～40岁的痛风病人发病前90%以上有经常大量饮酒和嗜好吃肉、动物内脏、海鲜等富含嘌呤类成分食物的习惯，并且约85%的人超重。

日本的相扑运动员便是说明饮食与痛风关系的绝佳例子。相扑是日本引以自豪的"国技"，相扑运动员也理所当然地被视为"国宝"。但无论是谁，初识这些"国宝"，难免会惊讶于他们那种与当前盛行的减肥之风背道而驰的"大气"。然而，相扑运动在日本历经1500年而长盛不衰，至今仍令日本国民如醉如痴，并且不断吸引国外的力士投身其中，让人不得不承认这项古老运动的独特魅力。

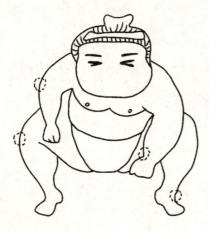

这些相扑运动员并非天生如此。为使体格壮大，他们通常食用一种什锦火锅，摄取大量的肉类和蔬菜，每一顿吃饭都仿佛一次"自我填鸭"，要吞下满满一锅。然而这些相扑运动员的内脏功能并不像他们肥硕的外表那样看上去那么"坚不可摧"，他们往往在年轻时就患上痛风，周期性地饱受疼痛的折磨。另外，他们还会受其他代谢性疾病的摧残，如高血压、糖尿病、冠心病等，平均寿命仅有57岁。

减少食量——开始对"痛风"说 goodbye

肥胖既然是开启"痛风之门"的钥匙，那么，保持良好的体型自然也就可以关闭这扇"痛苦之门"了。保持良好的身材也并非什么难事，既然肥胖是"吃"出来的，那么，向肥胖宣战，也从"嘴"开始吧！

各国科学家的研究和实践都证明，减肥的奥秘其实很简单，就是保持人体热量的摄入与消耗之间的平衡。减肥的精髓就是平衡的饮食加上合理的运动。而减少食量，遏制过多热量的摄入，是减肥成功的关键。对于痛风患者而言，更是战胜痛风的基石。

✦ 保持"苗条"的饮食习惯

说白了，肥胖是不科学的饮食习惯所造成的，减肥的过程，不过是学习另一套饮食习惯的过程罢了。对大多数人来说，吃饭的时候还是在家里为多，因此，良好的家居饮食习惯就尤为重要了。大部分身材苗条的人，具有以下10条饮食习惯，在此列出，供有志减肥的人士参考。

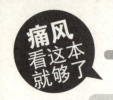

1. 每天定时用餐。
2. 吃饭专心，用餐时交谈不宜过多。
3. 进食速度不宜太快，应细嚼慢咽，不然容易让人产生饱胀感。
4. 对于每餐应吃多少主食，能够心中有数。
5. 尽量不吃剩菜剩饭。
6. 一起吃饭时最好能分餐。
7. 保证充分的蛋白质，每日应摄入适量的瘦肉、鱼、蛋。
8. 多进食蔬菜以保证充足的维生素和矿物质。
9. 注意限制脂肪的摄入。
10. 每日进食适量水果。

痛风饮食——您无须做个"假和尚"

在目前尚缺乏对痛风的病因有效治疗的情况下，饮食疗法对控制痛风具有独特的意义。作为"有知识，有文化"的现代人，方便、内容丰富的因特网是现在许多患者朋友"寻医问药"的必选途径。我猜想，在大部分诊断痛风的患者朋友中，关于痛风的饮食，您早已在网络上做过相应的搜索了吧？

出于好奇，我也在因特网上搜索了一下痛风的饮食指导，发现其内容良莠不齐，有不少文章存在这样一个"激进"的观点：痛风患者就是要当"假和尚"，和尚吃什么，您就吃什么，并且和尚能吃的豆制品您还不能吃。

真的需要这样做吗？

答案当然是否定的。前面已经介绍了痛风饮食的"五部曲"，为方便记忆，在此，我把它总结成"三低两多"的痛风饮食原则，那就是："低热量、低脂肪、低嘌呤、多饮水、多坚持"。

低嘌呤饮食——痛风患者最为关心的

在门诊和急诊中看到的痛风患者,一旦了解到嘌呤是转变成尿酸的"原料"后,几乎无一例外的,问的第一个问题都是:哪些食物的嘌呤含量少呢?

按嘌呤含量将食物分门别类

一般正常的饮食每日摄入的嘌呤含量为800毫克左右。为预防高尿酸血症,低嘌呤饮食强调的是控制食物中的嘌呤摄入量,每日不超过400毫克。当痛风的急性发作期来临的时候,要求就更为严格,每日允许摄入的嘌呤含量应在150毫克以下。为了方便患者的计算和丰富患者的选择,低嘌呤饮食的提倡者按照食物中的嘌呤含量将常见的食物分成了低、中、高三个类别。凡100克食物中含有嘌呤超过150毫克的,就可以称之为高嘌呤食物。

1. 第一类 痛风患者宜采用的低嘌呤食物(每100克食物含嘌呤<25毫克)

(1)主食类 米(大米、玉米、小米、糯米等),麦(大麦、小麦、燕麦、荞麦、麦片等),面类制品(精白粉、富强粉、面条、玉米面、馒头、面包、饼干、蛋糕),苏打饼干,黄油小点心,淀粉,高粱,通心粉,马铃薯(土豆),甘薯,山芋,冬粉,荸荠等。

(2)奶类 鲜奶、炼乳、奶酪、酸奶、奶粉、冰淇淋等。

(3)肉类与蛋类 鸡蛋、鸭蛋、皮蛋、猪血、鸭血、鸡血、鹅血等。

(4)蔬菜类 白菜、卷心菜、莴苣菜(莴笋)、苋菜、雪里蕻、茼蒿菜、芹菜、芥菜叶、水瓮菜、韭菜、韭黄、番茄、茄子、瓜类(黄瓜、冬瓜、丝瓜、番瓜、胡瓜、苦瓜等)、萝卜(包括胡萝卜、萝卜干等)、甘蓝、甘蓝菜、葫芦、青椒、洋葱、葱、蒜、蒜头、姜、木耳、榨菜、辣椒、泡菜、咸菜等。

（5）水果类　苹果、香蕉、红枣、黑枣、梨、芒果、橘子、橙、柠檬、葡萄、石榴、桃、枇杷、菠萝、桃子、李子、金橘、西瓜、宝瓜、木瓜、乳香瓜、葡萄干、龙眼干。

（6）饮料　苏打水、可乐、汽水、矿泉水、茶、果汁、巧克力、可可、果冻等。

（7）其他　西红柿酱、花生酱、果酱、酱油、冬瓜糖、蜂蜜、油脂类（瓜子、植物油、黄油、奶油、杏仁、核桃、榛子）、薏苡仁、干果、糖、蜂蜜、海蜇、海藻、动物胶或琼脂制的点心及调味品。

2. 第二类　宜限量的中等嘌呤食物（每100克食物含嘌呤25～150毫克）

（1）豆类及其制品　豆制品（豆腐、豆腐干、乳豆腐、豆奶、豆浆）、干豆类（绿豆、红豆、黑豆、蚕豆）、豆苗、黄豆芽。

（2）肉类　鸡肉、野鸡、火鸡、斑鸡、石鸡、鸭肉、鹅肉、鸽肉、鹌鹑、猪肉、猪皮、牛肉、羊肉、狗肉、鹿肉、兔肉。

（3）水产类　草鱼、鲤鱼、鳕鱼、鲫鱼、比目鱼、鲈鱼、梭鱼、刀鱼、螃蟹、鳗鱼、鳝鱼、香螺、红鲢、红鲋、鲍鱼、鱼丸、鱼翅。

（4）蔬菜类　菠菜、笋（冬笋、芦笋、笋干）、豆类（四季豆、青豆、菜豆、豇豆、豌豆）、海带、金针、银耳、蘑菇、九层塔、菜花、龙须菜。

（5）油脂类及其他　花生、腰果、芝麻、栗子、莲子、杏仁。

3. 第三类　禁忌的高嘌呤食物（每100克食物含嘌呤150～1000毫克）

（1）肉类　肝（猪肝、牛肝、鸡肝、鸭肝、鹅肝）、肠（猪肠、牛肠、鸡肠、鸭肠、鹅肠）、心（猪心、牛心、鸡心、鸭心、鹅心）、肚与胃（猪肝、牛肝、鸡胃、鸭胃、鹅胃）、肾（猪肾、牛肾）、肺、脑、胰、肉脯、浓肉汁、肉馅等。

（2）水产类　鱼类（鱼皮、鱼卵、鱼干、沙丁鱼、凤尾鱼、鲭鱼、鲢鱼、乌鱼、鲨鱼、带鱼、吻仔鱼、海鳗、鳊鱼干、鲳鱼）、贝壳类（蛤蜊、牡蛎、蛤子、蚝、淡菜、干贝）、虾类（草虾、金钩虾、小虾、虾米）、海参。

（3）其他 酵母粉，各种酒类（尤其是啤酒），一些调味品如蘑菇精、鸡精等。

低嘌呤饮食的科学安排

低嘌呤饮食是一种既能够减少嘌呤摄取，又能够提供足够营养物质的饮食。从上面的嘌呤含量食物分类中可以看出，痛风患者大可不必当个"假和尚"，每天面对着单一的素食"斋戒"，闻到邻居的肉香就会流口水的。身为痛风患者，平时还是可以好好享受美食的。

一般而言，患者朋友在痛风的急性发作期，饮食应以上述第一类为主，第二类和第三类禁食。当患者朋友处于高尿酸血症的时候，饮食以第一类为主，第二类限量，第三类避免。如果您长期处于痛风的间歇期，并且高尿酸血症也得到控制的时候，饮食限制可以进一步放宽，饮食以第一类为主，第二类限量，第三类少吃。

低嘌呤饮食其实并不难，只要您做到不喝酒，不喝肉汤，不吃动物内脏，少吃海鲜，并饮用充足的水分，其他的食品您都可以根据自己的喜好，适当享用。但千万要记住的是，凡事都有个度，哪怕是低嘌呤的食物，一旦过度食用，也是有可能引起痛风发作的。

此外，值得注意的是，食物在煮熟之后，其中的嘌呤会从食物中析出，溶入食物的汤汁里。我国的传统观念认为汤汁是食物的精华所在，很有营养价值，不仅味道鲜美，而且有"大补"的功效。但对于痛风患者而言，这些"大补"食品却是"痛苦的源泉"，大量饮用肉汤后，不少患者往往会诱发痛风发作。

反其道而行之，如果哪一位痛风患者"无肉不欢"的话，在进食肉食时，不妨试试先把肉用水煮过，然后去汤再食用，这样可以去除大量的嘌呤物质，在满足您的口福的同时还能享受健康。

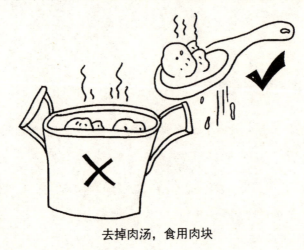

去掉肉汤，食用肉块

合理的热量和平衡的营养才是"王道"

细心的读者朋友们想必已经注意到，无论是在痛风饮食"五部曲"中，还是在"三低两多"的饮食原则中，我都把低嘌呤饮食放在了"老三"的位置。因为，现在针对痛风患者的饮食研究中，总体上认为，与其限制嘌呤含量较多的食物，还不如限制一天中摄取食物的总热量，不要过多摄取脂肪和蛋白质的饮食疗法。毕竟，就尿酸的产生而言，由食物来源的外源性尿酸顶多占个30%的水平。

下面，我们就来关心一下痛风饮食原则中的"老大"和"老二"吧。

"我"该怎样吃到饱?

 把握好热量,说难也不难

对于痛风患者而言,限制食物热量的目的是为了保持标准体重或减肥实现标准体重。有些文章甚至提出痛风患者最好能使自己的体重低于标准体重10%～15%。另一方面,限制了食物热量后,也能进一步保证患者食物中摄入的嘌呤不超标。因此,痛风患者应确切了解适合自己的热量,保证每日进食不要超过这个数值。

痛风患者饮食的热量可以参考糖尿病饮食,它是医生综合年龄、性别、肥胖与否、每日活动量、有无并发症等诸多因素制定的。通常,男性每日需要1400～1800千卡(大卡)的热量,女性需要1200～1600千卡(1卡=4.18焦)的热量。下面介绍具体的计算公式。

摄入热量=标准体重×实际活动强度下每千克体重所需的热量

由此可见,要计算热量,就需要标准体重和活动强度两个条件。那么,我们如何得知标准体重呢?计算的方法有很多,我们介绍其中最为简单的一种。

标准体重(kg)=身高(cm)-105

摄入热量的另一个条件是活动强度。每个人的工作性质、运动喜好不同,每天所需要的能量也随之改变。对成人而言,每天每千克体重大约需要25～30千卡（大卡）的热量。通常，体型胖的人和老年人我们多采用25千卡，体型瘦的人可以采用30千卡。另外，还需要根据劳动强度的不同而作出的饮食热量调整，我们列表如下。

轻体力劳动者	25～30千卡 对象为：公务员、教师、不经常走动的工人、店员、家庭主妇、农闲时期的农民
中体力劳动者	30～35千卡 对象为：频繁走动的工人、奔波的销售员、农忙时期的农民
重体力劳动者	35千卡 对象为：运动员、伐木工人

举个例子大家来做个计算吧：一个身高170cm的痛风患者，办公室员工，体型有些胖。

首先，我们套用标准体重公式求得标准体重，其值为：170-105=65（千克）。即该患者标准体重为65千克。由于该患者日常工作不需要怎么走动，属于轻体力劳动者，每天每千克体重需要的能量级别为25～30千卡。再者，考虑到该患者体型偏胖，适当地减肥对于他是必要的，因此我们可以选取较低的能量级别，每千克体重予以限制25千卡的热量。这样计算得到：65×25=1625（千卡）。为了方便，对于两位数以内的数值我们通常采用四舍五入的方法，最终该患者每日的能量需求为1600大卡。

了解了这个计算方法后，患者朋友们就可以为自己量身定做一份饮食的"热量计划书"了，把握好自己每日进食的"度"。

如何制订我的"热量计划书"？

把握好进食的热量，其实只是一个数学问题。怎么计算呢？向大家介绍一个好帮手——"食物热量换算表"，它是一份写着食物的种类、重量、热量之间关系的量表。有了食物热量换算表，您无需苦恼于无法一一细算各种食物的热量。这个方法比起一一查阅各种食品的说明书来得简便，使用得好的话，定会成为您痛风饮食生活的"小帮手"。

简单说来，糖类、蛋白质和脂肪是我们每天食物中的三大支柱，它们是我们大部分能量的来源。1克糖或1克蛋白质在体内氧化能产生4千卡的热量，而1克脂肪可产生9千卡热量。在制订饮食计划，使用食物热量换算表时，您只需按全日所需总热量来分配三大营养素，再参照交换表，按照个人喜欢来选择适宜的食品种类及份数，就可以制订出全日食谱。

让我们看一看下面的食物分类表吧，在这里，您可能会发现原本自己认为属于同类的食物被分到了不同类别。那是因为我们的分类原则是根据食物中营养素的种类和比例。两种形似的食物，很可能因为营养素的差别而归类不同。

食物热量换算表的食物分类

食物的分类	食物的种类	1份（80千卡）食物中营养素的百分比		
		糖类/克	蛋白质/克	脂肪/克
以糖类为主的食物	谷类	谷物、芋、含糖多的蔬菜、豆（除大豆）	90	10	0
	水果类	水果	100	0	0
以蛋白质为主的食物	瘦肉类	鱼类、贝类、瘦肉、蛋、奶酪、大豆	0	64	36
	乳类	牛奶和乳制品（除了奶酪）	40	27	33
以脂肪为主的食物	油脂类	油脂、多脂性食物	0	0	100
以维生素、矿物质为主的食物	蔬菜类	蔬菜（富含糖类的哪一类除外）、海藻、菇类	68	26	6

使用食物热量换算表的第一步是：了解哪种食物是属于哪一类。其实不难，它们可以方便地在实践中学习记忆。

"80千卡"——饮食生活中一个有趣的数值

接下来，我们要理解一个概念，那就是，在食物热量换算表中，每80千卡的食物热量我们标记为1份。然后再标示出每种食物1份所对应的重量。

读到这里，您一定会有这样的问题：为什么要把80千卡换算成1份呢？而不用一些更好记的，像100千卡这样的数字呢？那是因为许多生活中常见食物的计量单位，都和80千卡搭上了关系，比如：半碗米饭的热量是80千卡，一个鸡蛋的热量是80千卡，一根香蕉的热量是80千卡，一个小苹果的热量也是80千卡。

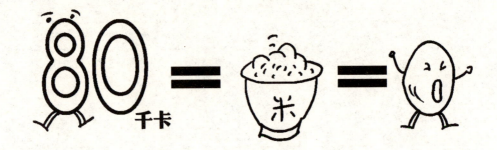

进行饮食疗法时，最让人头痛的就是按照每日热量来限定食物的总量了。有了1份=80千卡这个概念，这件事就变得简单了起来。比如：一天限制的热卡数是1600千卡，1600÷80=20，也就是需要20份的食物。如果限制的热卡数为1800千卡，1800÷80=22.5，就可以得出需要22.5份的食物。根据这个，食物量的计算就方便了。

让实践来检验一切

掌握了食物分类,理解了"份"的概念,剩下的也就是在日常生活中加以实践应用了。

同一类的食物,并且份数相同,便可以进行食物交换。比如在瘦肉类中,1份瘦香肠是20克,1份豆腐是125克,1份豆腐干是50克,1份蛋是1只大鸡蛋或1只小鸭蛋。于是,患者在进餐前选择1份瘦肉类食品时,可以要50克豆腐干,或者1只小鸭蛋。痛风患者在进行饮食疗法时,如果使用食物分类表,就能在实践中不断增强记忆,熟能生巧。

这样,按照"份"的原则进行交换,就可以在保证健康饮食的同时,又能让食物花样不断翻新。

"我"该怎样吃得好?

我看过不少痛风的患者,当他们刚得知这不幸的消息后,第一反应往往不是考虑自己的病情,而是对自己今后的饮食限制感到忧心忡忡。比较经典的表述是:"唉,怎么得了这么个烦人的病,以后这也不能吃,那也不能吃,人活着还有什么意思啊?"

我的回答是:"其实,您饮食上的选择是很多的。"

是的,摆在您面前的选择还是很多的。人,不应该被痛风病打败,我们要从战略上藐视敌人,从战术上重视敌人,不仅要打赢与痛风的战斗,还要赢得漂亮,赢得轻松。活出后面几十年的美好人生。

看完前面几个小节的朋友们应该能够体会到,掌握痛风的饮食,完全没必要做个"苦行僧",您可以随意从那些"低嘌呤含量的第一类食物"中挑选自己喜欢的食物,还能适当地从"需要限制的中嘌呤含量食物"中选几个品种来解解馋,接下来的事情就是单纯的算术问题了:计算出自己想吃的食物的热量,让它符合自己每日的能量需求就大功告成了。

能够这样做,您的饮食满足了低嘌呤的要求,也在每日热量的要求上获得了100分。恭喜您,您在痛风饮食方面已经合格了。但是,痛风患者在饮食上还需注意什么呢?在细节上还能怎么做得更好呢?

以下几招是"健康直通车"的车票,追求健康的您可别错过哦。

选择碱性食品

碱性食物可以降低血清和尿液的酸度,长期坚持甚至可以让尿液保持碱性,从而增加尿酸在尿液中的溶解度,有利于把这些不安定分子赶出我们的身体。

所谓碱性食物,并不是通过人的味蕾来识别的,舔到酸的就是酸性食物,尝到涩的就是碱性食物;也不是通过化学的pH试纸来测定食物的酸碱度,按照pH小于7或是大于7来划分;更不是按照日常生活中的经验,错误地认为像柠檬、橙子、苹果这样口味偏酸的东西就是酸性的。其实食物的酸碱度,取决于食物中含有的矿物质的种类和含量。

对人类而言,必要的矿物质中,与食物的酸碱性有密切关系者有8种:钾、钠、钙、镁、铁、磷、氯、硫。前5种元素进入人体之后经过体内的氧化作用就会呈现碱性。含钾、钠、钙、镁等矿物质较多的食物,在体内的最终的代谢产物常呈碱性,如蔬菜、水果、乳类、大豆和菌类食物等。其中,豆类、菌类和蔬菜中的菠菜,由于含有的嘌呤含量较高,不适合痛风患者食用外,其他碱性食品,尤其是水果,都可以成为是痛风患者的好帮手。

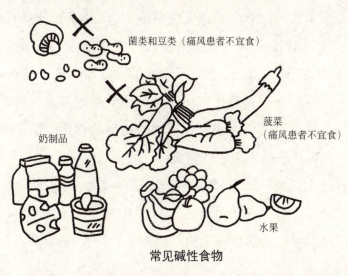

常见碱性食物

✱ 常见食物的酸碱度

强酸性食品:牛肉、猪肉、鸡肉、金枪鱼、牡蛎、比目鱼、奶酪、米、麦、面包、酒类、花生、核桃、薄肠、糖、饼干、白糖、啤酒等。

弱酸性食品:火腿、鸡蛋、龙虾、章鱼、鱿鱼、荞麦、奶油、豌豆、鳗鱼、河鱼、巧克力、葱、空心粉、炸豆腐等。

强碱性食品:茶、白菜、柿子、黄瓜、胡萝卜、菠菜、卷心菜、生菜、芋头、海带、柑橘类、无花果、西瓜、葡萄、葡萄干、板栗、咖啡、葡萄酒等。

弱碱性食品:豆腐、豌豆、大豆、绿豆、竹笋、马铃薯、香菇、蘑菇、油菜、南瓜、芹菜、番薯、莲藕、洋葱、茄子、萝卜、牛奶、苹果、梨、香蕉、樱桃等。

能量供应以糖类为主

痛风在一定程度上,是"高蛋白、高脂肪"逼出来的病,因此,痛风患者在平日的饮食中,需要适量减少蛋白质和脂肪的摄入。这样一来,作为能量来源的"三大支柱"倒下了两根,剩下的糖类(碳水化合物),毫无疑问,充当了痛风患者饮食中的主要供能者。

另一方面,摄入糖类还有一个好处,糖类进入人体后,经过一系列加工,还具有了抗生酮和促进尿酸排出的作用。因此,聪明地摄取糖类,有利于痛风患者的病情。

痛风患者饮食中,糖类应占总热量的50%～60%,甚至达到70%也不嫌多,如果一天进食的热量为1600千卡(大卡)的话,估算起来,糖类提供的热量应占900～1000大卡。患者朋友们的主食可以选择大米、玉米、面粉及其相应的制品(如馒头、面条、面包等)。需要注意的是,痛风患者容易再招惹上糖尿病,如果您不幸同时受到这两者的光顾,摄取的糖类又应该加以控制了,一般说来,每日按照每千克体重4～5克提供为宜,占全天总热量的50%～55%。

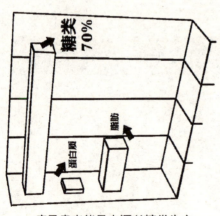

痛风患者能量来源以糖类为主

糖类食品的热量参考

白饭	1碗（150克，5汤勺满）	220千卡
白粥	1碗（24克米）	88千卡
米粥（熟，米连汤）	1碗（140克）	173千卡
河粉	1碗（140克）	283千卡
意粉	1碗（140克）	174千卡
通心粉	1碗（140克）	167千卡
面	1碗（140克）	280千卡
方便面	1包（100克）	470千卡
上海面	1个（58克）	207千卡
伊面	1个（80克，细）	404千卡
面包	2片（厚切连皮，100克）	250千卡
甜面包	1个（60克）	210千卡
咸面包	1个（60克）	170千卡
法国吐司	1片	356千卡
早餐粟米片	1碗（25克）	92千卡
麦片（米熟）	1碗（56克）	180千卡

科学选择蛋白质

蛋白质是身体各种器官和组织的主要构造材料，它在人体内无处不在：我们的肌肉、脏器、毛发、指甲离不开它，血液的成分、代谢反应中的酶、一部分激素、免疫系统的抗体、染色体等各个角落都可以发现它的影子。

由于蛋白质是构成人体的重要材料，如果缺乏的话，人体对疾病的抵抗力会下降，大脑活动会迟钝，会发生贫血，血管壁会变脆弱,处于生长发育期的孩子会停止生长……如果长期缺乏的话,甚至会危及生命。

痛风患者蛋白质的每日摄入量应按照每千克体重0.8～1.0克给予,约占每日饮食总热量的12%～14%。这样算来,痛风患者每日可进食的蛋白质质量约为60克。对于消瘦者、体力劳动者、老年人而言,60克的标准可以适当放宽。

在富含蛋白质的食品中,如果同时具备低嘌呤的"优良血统",自然将成为痛风患者蛋白质来源的首选。蛋类、奶类以及动物血制品,正是符合这两者要求的不二选择。为了提高饮食的质量,患者朋友们还可以适当放宽嘌呤含量的限制,适量食用淡水鱼类、瘦肉和禽肉等食品。至于那些禁止级别的高嘌呤蛋白质来源,如动物内脏和海产品等,为了自己的身体,患者朋友们还是轻易不要越过雷池。

由于嘌呤是亲水性物质,嘌呤含量偏高的物质在水煮之后,大量的嘌呤就会变成"落水狗",如果我们能毫不同情毫不惋惜地把它丢弃,就能进一步减少嘌呤的摄取。比如,在处理干豆、菠菜等含嘌呤含量高的蔬菜时,先用水焯过再食用;在烹饪瘦肉、禽肉时,切块煮沸后弃汤食用等,都是很聪明的做法。掌握了这样的烹饪技巧,您不仅可以吃出健康,还能吃出花样,享受美味。

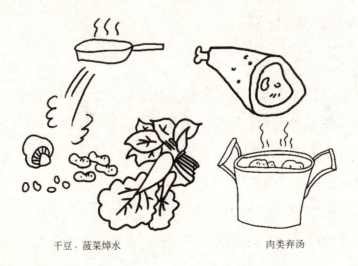

干豆、菠菜焯水　　　　　　　　肉类弃汤

★ "我"连豆制品都不能碰吗？

关于痛风病人不能吃豆制品的说法在民间流传已久。在电视的寻医问药栏目中，我也曾看到某专家斩钉截铁地断绝了某患者想尝试豆制品的念头，在某综艺节目的知识问答中，豆制品也列入痛风患者饮食的"黑名单"。通过媒体的传播，看来，这种说法已经家喻户晓了吧？

回头看看我给大家列出的"食物嘌呤含量表"，豆制品只是处于需要限量的警示级别罢了。其实，有关学者研究测定食物的嘌呤含量，发现大部分豆类的嘌呤含量并不算太高。而另一个常见的现象也可以帮助豆制品"洗脱罪名"：素食的和尚为了保证蛋白质的供应，首选的食品就是豆类，在素食文化中豆制品的食物几乎是要顿顿不离的，而事实上，和尚患痛风的比例很小。由此可见，将豆类和豆制品视为"洪水猛兽"并不合理。

但是，在选择豆制品时，痛风患者可以放心选用豆腐，但不能大量饮用豆浆。原因在于嘌呤是水溶性强的物质，在制作豆腐时，豆中的嘌呤已"随波逐流"，成品的豆腐中嘌呤含量已经变少了；而磨制豆浆的过程中，嘌呤则驻留在了豆浆中。同样是豆制品，豆浆的嘌呤含量可远胜豆腐好几倍。

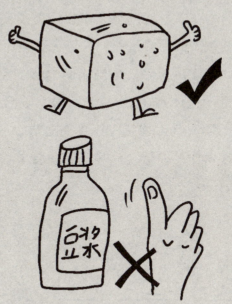

限制脂肪摄入量

在人们的印象中,脂肪扮演的角色总有些"黑暗",人们认为它是引起肥胖、高脂血症和其他许多疾病的元凶。但是,一直被人们误解的脂肪,同时也是构成身体结构中所有的保护膜,保护着血管、心脏、皮肤、大脑和关节,是血液、激素的组成成分,还能帮助维生素A、维生素E的吸收。在每日的膳食中,适当进食脂肪是必要的。

过度摄取脂肪除了引发肥胖、高脂血症等疾病外,摄取的脂肪进入人体后经过处理,还会影响尿酸的排出,不利于痛风患者。因此,痛风患者应限制脂肪的摄入量,每日摄取的脂肪量不应超过每千克体重0.6～1.0克为宜。合并高脂血症的患者要将脂肪的能量供应压缩在每日食物总热量的20%～25%以内。在痛风急性发作的时期,痛风患者更要管住自己的嘴,果断地对脂肪食物说No！

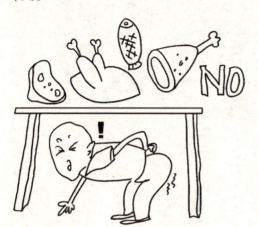

脂肪的摄取,除了要注意"量",还需要注意"质"。

肉、黄油、蛋、牛奶等食品含有的动物性脂肪,多为饱和脂肪酸,会增加血液中的低密度脂蛋白、胆固醇,食用过多还可能诱发动脉粥样硬化等慢性病。而植物油、鱼中的脂肪，多为不饱和脂肪酸，能减少血液中的低密度脂蛋白和胆固醇，进食它们可以预防动脉粥样硬化病。因此，为了您的身体健康，需要把饱和脂肪酸（肉、黄油）、不饱和脂肪酸（主要为植物油）、多价不饱和脂肪酸（主要指鱼）这三者按比例搭配食用。

维生素和矿物质

维生素是20世纪的伟大发现。这些神奇的小分子虽不起眼，本领可真不小。一言概之，它们是糖类、蛋白质和脂肪的得力助手，有了它们，三大营养素可以在人体内更好地发挥作用。如果维生素不足，即使三大营养素样样齐全，也无法被身体很好地利用。

再说说矿物质，和维生素一样，它们也是人体必需的元素，但无法通过自身产生、合成。在体内，它们同样起着"润滑剂"的作用，人体需要维持一定的量的矿物质。

近年来，补充维生素和矿物质似乎成为一种流行，总有人时不时掏出一个小瓶，倒出各种各样的维生素片、钙片、镁片，说是要"补一补"。电视、报纸上关于这两者的广告也可谓是"铺天盖地"。其实，维生素和矿物质最好的来源就在您的餐桌上，价格便宜量又足，正常合理的膳食，做到不挑食不偏食，您体内就不会缺乏维生素和矿物质。

对于痛风患者也是如此，在日常饮食之外，没有必要特意补充这两种物质。凡事过犹不及，如果您补充的维生素和矿物质超标了，反而可能令

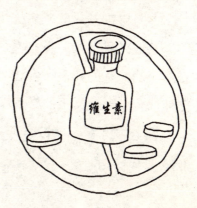

您的痛风顽疾无事生非。比如：过度补充维生素D会使血钙升高，过量的维生素C会使尿液酸化，不必要的补钙会使泌尿系统容易产生结石……这对于痛风患者，尤其是已经合并痛风性肾病的患者是十分不利的。

因此，痛风的朋友们放弃那些所谓"进补"的想法，回归最单纯的饮食方法，学会正确的痛风饮食方法，吃好每一顿饭。

痛风饮食实战

 世上无难事，只怕有心人

在此，我们回顾一下之前提到的痛风饮食的小秘籍，那就是"三低两多"的痛风饮食原则——"低热量、低脂肪、低嘌呤、多饮水、多坚持"。这些条目中，哪一个最难做到呢？

多坚持！当然是多坚持！

其他条目诸如"低热量"、"低脂肪"和"低嘌呤"等，要的不过是一些简单的知识和合理的技巧，"多饮水"对大多数人而言，也绝非什么难事。真正的难点就在于"多坚持"这三个字。

世上无难事，只怕有心人。只要你愿意去做，愿意坚持下去，痛风的饮食实践就会伴随着您，成为一种习惯。习惯的养成，并非一朝一夕之事；而要想改正某种不良习惯，也常常需要一段时间。根据研究发现，21天以上的重复会形成习惯，90天的重复就会形成稳定的习惯。

习惯的形成大致分成三个阶段：第一个阶段是头1～7天，这个阶段的特征是"刻意，不自然"。你需要十分刻意地提醒自己去改变，而你也会觉得有些不自然，不舒服。第二个阶段是7～21天，这一阶段的特征是"刻意，自然"，你已经觉得比较自然，比较舒服了，但是一不留意，你还会回复到从前，因此，你还需要刻意地提醒自己改变。第三阶段是21～90天，这个阶段的特征是"不经意，自然"，其实这就是习惯，这一阶段被称为"习惯的稳定期"。一旦跨入这个阶段，你就已经完成了自我改变，这个习惯已成为你生命中的一个有机组成部分，它会自然而然地不停为你"效劳"。

那么，各位患者朋友，从今天开始，我们就开始起航，进入习惯形成的第一阶段吧！健康的生活就在胜利的彼岸等待着您！

痛风饮食的食谱举例

在前面，我们按照嘌呤含量的高低将痛风的饮食分成了三大类。在这里，我抛砖引玉，按类别不同向大家介绍几道"痛风菜肴"，聪明的读者朋友们大可以举一反三，让自己在保证健康的同时，还能够享受美味！

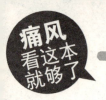

第一类食谱（低嘌呤食物）

● 代表菜肴：什锦烩菜心

【原料】

菜心50克，猪血50克，西芹30克。

【配料】

芡粉适量，盐、味精、食用油适量。

【制作方法】

将猪血切成2厘米宽，4厘米长的长方形备用。将西芹切成小段备用。将菜心除去老叶，头部削尖后用小刀划小十字刀备用。将锅至于火上，注入100毫升清水，加入盐、味精烧开后，将菜心放入其中烫熟，将余熟的菜心捞出围在盘边。在汤中下入猪血和西芹段，烧5分钟，捞出后排好，汤汁勾芡淋上即可。

【菜肴点评】

"什锦烩菜心"这道菜是十分典型的痛风食谱。食材中所取的菜心、西芹和猪血同属于嘌呤含量低的食物，按照菜肴中的分量统计，该菜肴的总嘌呤含量仅为24毫克，适宜痛风患者食用。总热量约为330千焦（约79千卡），脂肪含量仅0.83克，同样符合痛风患者"低脂肪、低热量"的需求。菜心起源于中国南部，是由白菜易抽薹材料经长期选择和栽培驯化而来，品质柔嫩，风味可口，营养丰富。西芹又名西洋芹菜，其营养丰富，富含蛋白质、碳水化合物、矿物质及多种维生素等营养物质，还含有芹菜油，具有降血压、镇静、健胃、利尿等疗效，是一种保健蔬菜。猪血富含维生素B_2、维生素C、蛋白质、铁、磷、钙、烟酸等营养成分，味甘、苦，性温，有解毒清肠、补血美容的功效。"什锦烩菜心"汇聚三者清新、柔和的口感，让人长期食用也不感到腻味。

● 代表菜肴：素蔬蒸蛋

【原料】

圆白菜50克，雪菜50克，鸡蛋1个。

【配料】

盐、味精、香油各少许，葱末一小撮。

【制作方法】

将圆白菜、雪菜洗净，切碎备用。取一干净小碗，鸡蛋敲进碗里，倒入一些热水，注意水和蛋的比例是1：1，这样可以保证蒸出的蛋质较嫩，将蛋打匀，然后将切碎的菜末加入打匀的鸡蛋中，放入盐和味精，搅拌均匀。准备好后，将蒸锅装清水置于火上。水沸后，放上蛋，蒸锅的盖子稍微留点缝，蒸8分钟即可，出锅后，撒上葱末，并淋入香油即可上桌食用。

【菜肴点评】

这道菜肴中的两种素蔬——圆白菜和雪菜，均是低嘌呤食物。适合痛风患者食用。鸡蛋是痛风患者的好朋友，它属于低嘌呤食物，鸡蛋的营养丰富，对人而言，鸡蛋的蛋白质品质最佳，仅次于母乳。并且，鸡蛋的口味好，作为一种食材，可开发的菜式多种多样。该菜肴的总热量约为470千焦（约112千卡），脂肪含量6.19克，嘌呤18.1毫克。

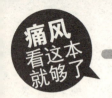

第二类食谱（中嘌呤食物）

● 代表菜肴：干煎鸡肉

【原料】

鸡腿肉30克。

【配料】

辣椒、葱、芝麻、酱油、料酒、盐、味精等适量。

【制作方法】

将鸡腿肉用料酒、酱油、葱腌渍后，与辣椒、葱、盐、味精等调味料同下锅用小火煎熟后，撒上芝麻即可出锅。

【菜肴点评】

与"什锦烩菜心"的清淡口味不同，"干煎鸡肉"这道菜上桌之时一定是色香诱人。许多痛风的朋友会觉得得了痛风之后，浓烈口味和自己就彻底绝缘了。其实不然，只要烹饪合理，您还是可以"发明创作"，烹饪出像"干煎鸡肉"这样的菜式来解解馋。鸡肉是中嘌呤食物的代表，并且肉质细嫩，滋味鲜美，适合多种烹调方法，并富有营养，有滋补养身的作用。"干煎鸡肉"这道菜肴中，嘌呤含量约为56毫克，总热量为273千焦（约65千卡），脂肪含量3.0克。只要烹饪得当，同样可以满足痛风饮食的要求。读者朋友们在烹饪这道菜时需要注意的是：①盐分适度：盐和酱油都不宜过度；②料酒适度。因为，过多的盐分摄入和酒精的摄入同样对痛风的病情有害。

代表菜肴：番茄鱼排

【原料】

番茄1个、鲫鱼120克、蒜瓣2颗。

【配料】

橄榄油、盐、味精、白砂糖各适量。

【制作方法】

将鲫鱼打理干净后切片，用盐和橄榄油腌制备用。将番茄洗净去皮，切成小块备用。将蒜压成蒜泥备用。将锅置于火上，倒入橄榄油，将准备好的鲫鱼放进锅里，慢火煎至两面金黄后捞出控油。在剩下的油中，放入番茄块，加入水、蒜泥和盐、味精和少量白砂糖，炖煮收浓，使之成番茄酱汁后倒出，淋在炸好的鱼排上即可装碟上桌食用。

【菜肴点评】

番茄含有多种维生素和营养成分，如丰富的维生素C和维生素A以及叶酸、钾这些主要的营养素。特别是它所含的茄红素，对人体的健康更有益处，而一些水果如西瓜、柚、杏只含有少量的茄红素。在鱼类中，鲫鱼属于中嘌呤食物，符合痛风患者的饮食要求。鲫鱼肉质细嫩，肉味甜美，营养价值很高，每百克肉含蛋白质 13克、脂肪 11克，并含有大量的钙、磷、铁等矿物质。番茄鱼排的总热量约为320千焦（约76千卡），脂肪含量1.7克，嘌呤含量61毫克，做法新鲜、开胃、好吃又健康。

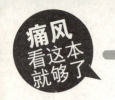

减少盐分摄取量预防并发症的发作

 摄盐过多是高血压的重要危险因素

高血压是全球最常见的心血管疾病，也是最大的流行病之一，我国成人高血压患病率为18.8%，估计全国现有高血压患病人数为1.6亿，比1991年增加7000多万，而人群高血压知晓率、治疗率和控制率仅为30.2%、24.7%和6.1%。这些数字使我国成为世界上高血压危害最严重的国家之一。

高血压是痛风的"亲密伴侣"。如果同时招惹了它们，动脉粥样硬化的步伐将会明显加快，而后者是脑卒中、心肌梗死等致死性疾病的导火索。

发生高血压的原因有很多，不良的饮食习惯当然脱不了关系，其中一个重要原因就是摄盐过多。因此，无论您现在的血压正常与否，我们都建议痛风的朋友们减少饮食中的摄盐量。

其实，吃盐过多会造成身体伤害的事实，许多百姓都知道。但是，许多人还是按捺不住美食的诱惑，不知不觉中，每日摄盐量就超标了。世界卫生组织（WHO）建议每天盐摄取量最好在5克以下，我国的卫生机构建议不应超过6克。然而，卫生部最新的国人饮食调查结果还是令我们吓了一跳：我国盐的平均每日摄入量为12克，整整超标了一倍！

改变自己的口味,只是习惯而已

方便面、快餐饮食、街边小吃等食品,大多是高糖、高盐的,但因为它们方便、快捷,再加上口味"好",还是吸引了不少"粉丝"。有不少痛风患者在患病前也常常光顾这些东西,于是,当我们列出条条框框限制痛风朋友的饮食习惯时,常常会听到这样的抱怨:"这样的食物真是不习惯,太淡了!"

但不管是盐分高,还是盐分低,只是口感上的差别而已,说到底,其实是一种习惯罢了。只要您从今天开始,每天吃饭时少加点盐,少放些其他佐料,并坚持下去,回归饮食的清淡爽口,一一体会各种食物原有的风味,久而久之,反倒可能就享受其中的味道了。日后您再吃到那些快餐饮食时,可能反而会说:"不行,这个口味太重了!"

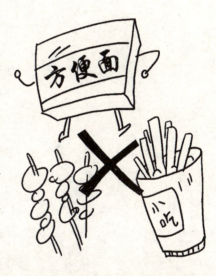

★ 减少用盐量的烹饪技巧

1. 使用新鲜食材:食物本身的鲜味可以让您烹饪时少放些盐。

2. 少吃鱼、肉、罐头等加工食品:这些加工食品往往迎合"大众"口味,味道偏咸。

3. 巧用香料、香菜:咖喱粉、芥末、青椒、香菜、大蒜等食物,都是风味独特的,好好利用它们,可以让您的料理别有一番风味!

4. 巧用醋、柠檬等酸味调料：食醋、柠檬、柚子等具有清香的酸味，可以让您的料理飘出美味。

5. 使用减盐和低盐的咸味调料：酱油、酱汤等调料，本身盐分含量不大，又可提高咸味，是您料理的好帮手。

6. 烹饪时仅在食物表面撒盐：烹饪刚开始时不要放入大量食盐，而选择在出炉前在料理表面撒盐，为的是不让盐分"入木三分"。这样也能减少用盐量。

痛风合并其他疾病的饮食攻略

开始这一小节之前，让我们再鄙夷一下那些与痛风形影相随的臭名昭著的名字——"糖尿病"、"高血压"、"高血脂"。它们同属于"代谢综合征"的旗下，当您不幸患上了痛风后，其他几种疾病也就在暗暗跟踪着您了。如果您已经发现自己同时惹上了痛风的"坏兄弟"，那么，在饮食方面，您还需要注意点什么呢？

 当您同时患有糖尿病时……

饮食控制是糖尿病的基本治疗措施之一，是其他各种治疗的前提和基础。合理控制饮食，可以有效减少人体对胰岛素的需要量，减轻胰岛B细胞（具有分泌胰岛素的能力）的负担，保护B细胞功能，其他各种治疗都要在饮食控制的基础上发挥作用。如果没有饮食控制作为前提，其他治疗是很难奏效的。

糖尿病饮食控制的作用至少包括控制血糖、降低体重、增强身体对胰岛素的敏感性，这些对糖尿病及其并发症的控制都极为重要。如饮食不当，摄入热量过多，可使患者的血糖升高、体重增加，这些对糖尿病患者来说都是十分有害的。

糖尿病和痛风的饮食治疗中有一个共同的特点，也是最为关键的一点，那就是控制每天摄入食物的总热量。除此之外，糖尿病的朋友在饮食生活中还应该注意：

1. 合理安排碳水化合物、脂肪和蛋白质等营养的比例，做到科学的平衡饮食成分。

2. 少量多餐，一天不少于三餐，进食时要细嚼慢咽。

3. 高纤维饮食，以利于血糖的下降和大便的通畅。

4. 清淡饮食，少吃糖，少进盐。

5. 少喝酒，不吸烟。

● 糖尿病患者的饮食举例：冷拌面

【原料】

面条(切面)100克、绿豆芽100克、西红柿50克(切片)、黄瓜50克(切丝)、叉烧肉50克(切片)、花生酱(芝麻酱)10克、色拉油10克、蒜泥、榨菜末少许。

【制作方法】

准备一锅水，烧开后将面条下入锅中，待八九分熟时捞出，沥干水分，加入10克色拉油拌匀，晾干待用。

将绿豆芽洗干净，用沸水焯一下，时间不要太久，以保持豆芽的脆嫩口感。

舀出10克左右的花生酱，用冷开水调匀。将焯好的绿豆芽，以及事先准备好的西红柿片、黄瓜丝、叉烧肉片一一码放在冷面上，浇上调好的花生酱，再撒上蒜泥、榨菜末，就算是大功告成了。

当然，还可以再加上一些自己喜欢的佐料做进一步调味。如果有人不喜欢叉烧肉，也可根据个人喜好，用五香牛肉等其他食材来代替。

【菜肴点评】

用油拌，再用电风扇吹凉的方法制作出的凉面，不易黏糊且有嚼劲儿；较之用冷开水过面条，使面条冷却的方法，前者口感更好，更卫生。外加绿豆芽搭配，吃起来就更加脆爽了。

这是一份主副食结合、荤素搭配的美味。

本菜肴含：主食类1.7份、肉类1份，蔬菜0.5份、油脂0.5份。本餐总热量为560千卡。其中蛋白质25.35克、脂肪25.64克、碳水化合物68.40克、膳食纤维2.65克。

糖尿病患者的饮食举例：西瓜黄瓜汁

【原料】

西瓜肉200克（指可食部分）、黄瓜1根（约200克）。

【制作方法】

将以上两种食材洗净、切块，同时放入榨汁机中制作混合果汁。如家中没有榨汁机，也可用豆浆机进行加工，但就要增加一道过滤的工作，以滤去果渣。榨好的果汁及时饮用效果最佳，不宜放置太久，以避免果汁营养流失。

【菜肴点评】

西瓜和黄瓜都是汉代从西域引进的。西瓜性寒,水分充足,最有利于清热解暑、除烦止渴;同样,根据《本草纲目》记载,黄瓜有着清热、解渴、利水、消肿之功效,此外黄瓜还是很好的减肥食品,想减肥的人不妨多吃。西瓜黄瓜混合榨汁,清新味美,鲜香可口。

血糖控制不理想者,可选用部分西瓜翠衣(西瓜中白色的部分),以减少糖分的摄入。

此品含热量约98千卡,对于全天需要饮食热量1500千卡的糖友来说,只约占总量的1/15。这种混合果汁既可一饱口福,又不成为负担。但需注意使用黄瓜榨汁前,务必提前浸泡,反复清洗,以去除表面残留的农药。

 当您同时患有高血压时……

近年,通过对高血压病因和发病机制的深入研究,人们认识到营养对高血压有重要影响和作用。要预防高血压,更大幅度地降压,降低高血压并发症的风险,必须要合理的调节饮食。高血压患者的饮食中最为重要的一点是:饮食要清淡,不宜太咸。大量流行病学和临床试验发现,钠摄入量与血压呈正相关。也就是说:吃盐越多,血压就会越高。

高血压的朋友们还需要注意的是减少摄入含胆固醇高的食物,如猪肉、动物肝脏、蛋黄等。如果经常摄入高胆固醇的食物,可使动脉内脂肪沉积导致高脂血症,加重高血压的发展。

近几年,美国提出一种称为DASH(dietary approach to stop hypertension)的饮食方法,从字面上理解就是指采用饮食疗法防治高血压。这是一种强调增加水果、蔬菜、鱼和低脂食物的摄入量，减少红肉、饱和脂肪酸和甜食摄入量的饮食模式。有研究表明，吃DASH饮食8周后，可以降低血压10%，因此强烈推荐高血压病患者或是濒临高血压的人群，将DASH饮食纳入改善血压的调整生活方式。

高血压患者的饮食举例：炒三泥

【原料】

赤豆泥150克，栗子泥100克，山药泥100克，白糖250克，桂花酱5克，花生油150克。

【制作方法】

①炒勺放在中火上，加入花生油（50克）、白糖（50克），烧至糖溶化时，加入赤豆泥，改用微火炒至松散起沙时，盛在盘内中间；栗子泥用同法炒好，盛在盘内赤豆泥的一边；山药泥也用同法炒好，盛在盘内赤豆泥的另一边。②将汤勺刷洗干净，放入清水（50克）、白糖（50克）、桂花酱，用微火烧至糖溶化后，浇在"三泥"上即成。

【菜肴点评】

这道菜肴大致符合DASH饮食的要求，以多种蔬菜为主要原料，避免了肉食，减少了高脂食品的摄取，佐料中没有使用食盐，也从根本上避免了高钠饮食。三种蔬菜的混搭，做法上也令人耳目一新，令人胃口大增的同时也能保证健康。不足之处在于，该菜肴中糖分含量较多，口味偏腻，不适于长期食用。

- **高血压患者的饮食举例：素炒黑白**

【原料】

水发木耳150克，大白菜250克，植物油25克，酱油10克，精盐、味精、花椒粉、葱花、湿淀粉各适量。

【制作方法】

把泡发好的木耳择洗干净。炒锅放油烧热，下花椒粉、葱花炝锅，随即下入白菜片煸炒，炒到白菜片油润明亮时，放入木耳煸炒，加酱油、盐及味精，炒拌均匀，用湿淀粉勾芡，即可出锅上桌食用。

【菜肴点评】

木耳和大白菜都是低嘌呤食物的代表，同样也是DASH饮食中常会用到的食材。木耳是著名的山珍，可食、可药、可补，中国老百姓餐桌上久食不厌，有"素中之荤"之美誉，不但为中国菜肴大添风采，而且能养血驻颜，令人肌肤红润，容光焕发，对高血压而言，还具有一定的治疗心血管疾病的功效，被人誉为"中餐中的黑色瑰宝"。

 当您同时患有高脂血症时……

高脂血症是一种全身性疾病，指血液中一种或几种脂肪成分的增加，如高胆固醇血症、高脂蛋白血症、高三酰甘油（甘油三酯）等。对于高脂血症患者来说，饮食疗法非常重要，总的饮食原则是戒烟戒酒，禁忌暴饮暴食，适量饮茶，合理饮食。养成良好的饮食习惯，是防止高血脂等慢性病的可靠保证。

高脂血症与饮食的关系极为密切。人体脂肪的积聚和部分类脂的来源，主要来自饮食。只有一部分类脂是在体内合成的，称为内生性类脂。控制饮食对高脂血症的防治是十分重要的。饮食提倡清淡，以素食为主。但不提倡长期吃素或完全素食，否则饮食成分不完善，反而可能适得其反，引起内生性胆固醇增高。宜限制高脂肪、高胆固醇类饮食，如动物脑髓、蛋黄、鸡肝、黄油等。脂肪摄入量每天限制在30～50克。

高血脂患者的饮食举例：山楂蒸薯珠

【原料】

熟红薯250克，蛋清5个，红糖30克，山楂糕20克，青梅20克，猪油25克，糯米粉、面粉各适量。

【制作方法】

1.将熟红薯揭皮去丝，加糯米粉、面粉适量，和红糖搅成面团，再蘸猪油做成大豆大小的珠子。做完后，放油锅里炸黄捞出，沥去余油，装于盘内。

2.蛋清打入碗内，用筷子打成满碗白沫。打好后，倒在珠子上盖严，高低不等，薄厚不均。

3.山楂糕、青梅切成丁，在上边任意排成花草，原盘上笼用大火蒸5～6分钟即成。上菜时速度要快，否则菜易变形，失去美观。

【菜肴点评】

"山楂蒸薯珠"这道菜肴雪白珠红，甜鲜适口。具有益气力、降血脂的功效。红薯的食疗价值越来越被人们重视，因为它不但营养丰富，含有多种维生素、矿物质，而且有补虚、益气、强肾阴、降血脂等多种作用。

红薯有促进胆固醇排泄的作用,能提供给人体大量的胶原和黏多糖类物质,所以能保持动脉血管的弹性,对预防动脉硬化有重要的意义。并且,在这道菜肴中的主料——熟红薯的嘌呤含量不高,适合伴有高脂血症的痛风患者食用。

高血脂患者的饮食举例:洋葱排骨

【原料】

猪大排骨250克,洋葱150克,酱油15克,料酒3克,盐、味精、糖各适量,花生油 100克。

【制作方法】

1. 将大排骨切成3块,盛入盘中。

2. 洋葱剥去外皮,用刀剖为4瓣或6瓣,但不能切得太小,也放入排骨盘中,加酱油、料酒、盐、味精等浸腌。浸时多翻动几次,使之入味。

3. 锅架火上,放油烧至五、六成热,放进排骨,煎至两面变黄,倒在漏勺中,控净余油。

4. 另起油锅,将洋葱放下,略加煸炒,就把浸泡排骨的汁倒入,再加些水,烧开,撇去浮沫,下入排骨,烧开后,移温火烧30分钟,排骨肉可戳动时,稍加些糖,待卤汁变浓,即可出锅。

【菜肴点评】

"洋葱排骨"这道菜肴味道鲜美,肉烂可口。具有益肾气、降血脂的功效。洋葱味道香脆,可以配制多种荤素菜肴。洋葱中含有二烯丙基硫化物、烯丙基二硫化物和少量含硫氨基酸——蒜氨酸,有明显的降血脂、增强纤维蛋白溶解活性的作用,而且长期食用还有防癌和预防动脉粥样硬化的作用。洋葱属于低嘌呤食品,适合痛风合并高脂血症的患者食用。这道菜肴美中不足的是，痛风患者需要注意排骨的分量，避免过多进食排骨导致体内嘌呤含量的波动。当然，如果细心的痛风朋友在制作这道菜之前把排骨过水捞过，对于减少菜肴中的嘌呤含量大有帮助。

酒，痛风的助虐剂

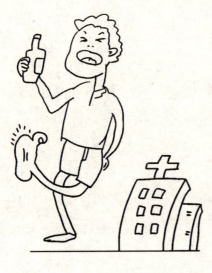

大部分的中国传统节日都和"吃"有关，每逢佳节，大伙们走亲访友，设宴聚会，天天美酒佳肴，觥筹交错。于是，大凡节假日捂着红肿的关节过来看病的，十有八九，准是痛风又犯了。有人统计，节假日期间因痛风就诊医院的患者甚至能比平时多上五成，前来就诊的患者朋友中，有一半以上是在饮酒之后出现痛风症状的。

 啤酒，"您"最不该招惹的对象

在"酒"这个大家族中，痛风患者最不该招惹的是啤酒。美国著名的医学杂志《柳叶刀》报道，哈佛大学马萨诸塞综合医院的科研人员在1986年开始对4.7万多名健康男性进行了问卷调查，内容主要包括被调查者的日常饮食习惯信息。此后，调查每两年进行一次，一直持续到1998年。在12年中，共有730人成为痛风患者。研究人员在统计数据后发现：每天喝啤酒两听以上的人，痛风发病危险是不喝啤酒者的2.5倍；每天喝烈性酒两杯（酒精含量15克）以上的人，罹患痛风的危险是常人的1.6倍，相比之下，喝红酒对于痛风疾病而言，则没有什么影响。

啤酒本身的嘌呤含量其实并不高，有人检测了14种啤酒，总嘌呤含量在2.86～8.0毫克/100毫升。就绝对值相比，啤酒应属于低嘌呤食物，但为何对啤酒的声讨总是那么强烈呢？究其原因，主要有以下几方面。

"伪装"的低嘌呤食物

如果我们比较进食而不饮酒与进食同时大量饮酒的两组人，可以发现后者血尿酸水平显著上升。啤酒自身含有的嘌呤虽然不高，但含有较多能够转变为嘌呤的物质，如鸟苷酸等，饮入的啤酒经过人体代谢后，这"藏着尾巴的狐狸"就会迅速褪去低嘌呤的"伪装"，露出它本来的"凶相"，摇身变成绝对的高嘌呤食物。进入人体的酒精在肝脏"解毒"时，促进了核苷在肝脏的分解代谢，同样增加尿酸的"产量"。

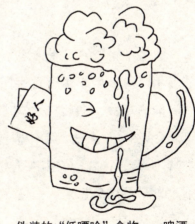

伪装的"低嘌呤"食物——啤酒

饮酒影响尿酸的排泄

酒精进入人体后，经过代谢转化成乳酸，在大量饮酒之后，产生的乳酸容易在体内堆积，影响尿酸从肾脏排泄。长期大量饮酒的患者，肾小管还会受到酒精的损伤，导致肾小管功能受损，尿酸排泄减少，血中的尿酸增高。用个简单的比方来说，比如一个正常人尿酸的排泄能力是100%，而长期饮酒后，尿酸的排泄能力可能就只剩下50%了。

饮酒打乱正常饮食生活

饮酒时，人们常常要点些下酒菜，而这些下酒菜往往是些腌制、煎炸食品，就会不知不觉间导致盐分和脂肪的摄取超标。有不少酒友在饮酒时，胃口会出奇的好，很容易就吃多了，造成能量超标。有美酒、佳肴相伴，人们吃饭的时间也往往会延长，无异于自己又多吃了一顿饭。

 向酒宣战

酒精是痛风的"催化剂"。它打乱您的正常饮食，纵容体内的尿酸滋事，对痛风患者有百害而无一利。因此，我们建议所有的痛风患者向酒宣战，彻底告别饮酒习惯，回归正常饮食生活。有些患者可能会说："没办法，工作需要，我常常要应酬，有时候想不喝酒都难呀。"但是，我相信事在人为，其实，只要您在酒席上客气地告诉别人自己是痛风患者，一喝了酒，第二天就要上医院的，酒席上的朋友还是多少会体会到您的心情的。万一遇到那些"冥顽不灵"的劝酒者，只要您坚持把握自己的底线，相信大多数人也不会太为难您的。最怕您出于哥们义气，来者不拒，到头来，受苦的是自己的身体。

在外就餐的饮食攻略

 餐馆食品 VS 家庭饮食

考虑到热量限制、营养均衡、杜绝饮酒等因素,痛风患者最理想的饮食是自己选择食材,自己料理饮食。

然而,现实生活中,朋友见面常会聚餐,知己相逢难免下馆,各种应酬和宴会也难以推辞。有些单身的白领因工作繁忙,也不喜欢下厨做饭,甚至一日三餐总是叫外卖。

下馆子也好,外卖也罢,它们和家庭饮食相比:油多,热量大;盐多,口味浓;食材杂,嘌呤含量不确定。

如果长期吃这些东西,不利于痛风疾病的控制。但家庭饮食不是永远的"避风港",生活中又难免会有饭局,因此,我们要动脑思考如何在餐馆里吃出健康。

 外出就餐学会打自己的"小算盘"

外出就餐时,我们首先要注意的是饭菜的量。上菜时,我们要在脑海中比较这些菜的分量和平时家里餐桌上的分量,如果比平时的分量足,不妨吃剩一些。对于要进行饮食疗法的痛风患者而言,无需实践"粒粒皆辛苦"的古训,也不要顾忌"剩菜是一种失礼"。

观察完饭菜的量后,需要留心的是食材的选择,看完我们这个章节的介绍,如果您又在平时的生活中注意总结的话,一定能按照嘌呤含量对常见的食物进行归类,如果遇到不适合自己的"高嘌呤食物",可不能为了一时的眼馋,对它们动起筷子。

最后需要评估的是料理方法。看看菜里是否放了很多油,尝尝饭菜的味道是否太咸。如果经过判断,这道菜不适合痛风患者,希望读者能做到对这道菜"浅尝辄止",不要进食太多。

综上所述,我们总结痛风患者在餐馆就餐的"秘籍":

1. 进一家菜单齐全的餐馆,能够有尽可能多的选择;

2. 选择一家以清淡风格为主的餐馆,蘸酱油、调味汁时不要过量;

3. 点菜时多选低嘌呤食物,少选腌肉、海鲜等高嘌呤食物;

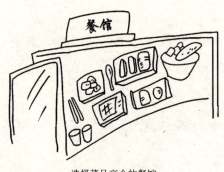

选择菜品齐全的餐馆

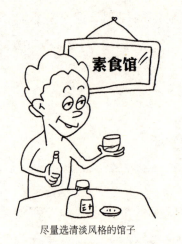

尽量选清淡风格的馆子

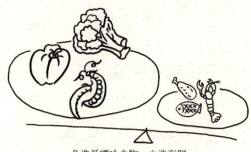

多选低嘌呤食物,少选海鲜

4. 点菜时选些根据菜名能够了解食材的菜；

5. 用餐适量，切勿贪食；

6. 最后，也是关键的：拒绝饮酒。

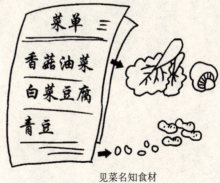

见菜名知食材

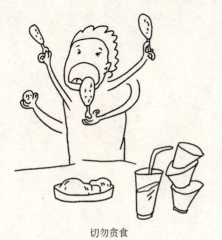

切勿贪食

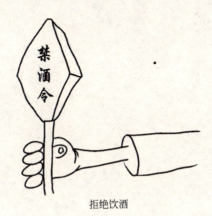

拒绝饮酒

第四章 细节决定成败——痛风患者的合理日常生活

- 生命在于运动
- 痛风患者该采用怎样的运动？
- 切勿矫枉过正——运动不应给身体增加负担
- 压力——现代生活中不得不说的话题
- 水乃生命之源——痛风患者的饮水要点

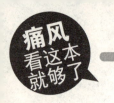

生命在于运动

 痛风患者运动有什么好处？

饮食生活是人体摄取能量的过程，而运动可以实现人体的能量"支出"。当人体运动的时候，肌肉中的糖原被消耗，随着运动的持续，流淌在血液里的葡萄糖也会逐渐被肌肉吸收、消耗。再接下来，就会开始消耗脂肪组织里的游离脂肪酸。所以，长期坚持运动，痛风患者可以减轻体重，回归理想的身材，血尿酸亦随之下降。此外，痛风患者通过合理运动，不仅能增强体质、增强机体防御能力，而且对减缓关节疼痛、防止关节挛缩及肌肉废用性萎缩大有益处。

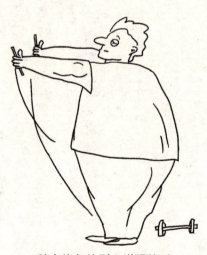

胖人恢复体型，增强体质

提高胰岛素敏感性，减轻胰岛素抵抗

近些年的医学研究发现，痛风，连同2型糖尿病、糖耐量低减、冠心病、高脂血症、肥胖等疾病，存在一个共同的发病机制——胰岛素抵抗，因此，这一组与代谢相关的疾病，又有一个特别的名字：胰岛素抵抗综合征。

绳锯木断，水滴石穿，如果胰岛素抵抗综合征的患者长期坚持运动，可以增加细胞对胰岛素的感受性，这样一来，患者罹患胰岛素抵抗综合征的风险就会下降。另外，运动还能减少内脏脂肪，降低血液中的胆固醇、甘油三酯等脂类物质，防止它们在我们体内制造麻烦，并能增加对人体有益的高密度脂蛋白的含量，淡化种种代谢综合征的危险因素。

以上种种运动的功效，不仅有利于痛风的疾病控制，同样也适用于糖尿病、高脂血症、动脉粥样硬化等由不良生活习惯导致的疾病。

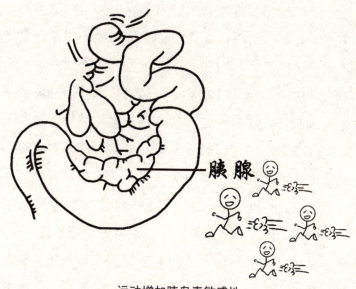

运动增加胰岛素敏感性

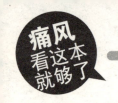

千里之行,始于足下

运动的好处这么多,对于患有代谢性疾病的患者,一种能够长期坚持的好运动效果上有时胜过于几种好药。遗憾的是,运动是件苦差事,要耗时间、洒汗水,长期慵懒惯了的身体刚一开始接触运动时,往往出现这样那样的不适应,甚至有的患者朋友反映道:"运动一次,要躺几天才能缓得过劲来。"有了这样的一次痛苦经历后,不少一开始雄心壮志要将运动进行到底的患者就开始三天打鱼两天晒网,再过上几天,生活回归原先慵懒的轨迹,和运动彻底说bye bye了。

为什么会这样呢?究其原因,可以分为两种:一种是惰性使然,另一种是好高骛远。

惰性是一种人的天性,要不是迫于某些压力,大多数人都想舒舒服服地躺着过日子。不少员工迫于生计,每天苦闷着上下班;不少学生迫于升学压力,挣扎着皱着眉头啃书本……这种处于被动之下的行事方式,不仅劳身,还劳心,事倍功半不说,还只能体味其中的痛苦滋味。既来之,则安之。既然我们无法改变生活,不如换个方式享受其中的快乐。惰性是一种习惯行为,而勤奋也是一种习惯行为,而改变习惯本身的是人的心理行为。我们身边的那些优秀员工、三好学生等,往往都是把上班、学习当成一种乐趣,并习惯性地去执行的人。运动对于痛风患者来说,也是一样,当您不再把运动视为一种痛苦不堪的事,慢慢学会去体会它给您带来的乐趣时,慢慢地您就会把运动视为一种习惯了,也就能长期坚持下去了。

好高骛远也是人的一种天性。有梦想固然是好事,它是驱使人们进步的原动力,然而,盲目的不切实际的梦想给人带来的就只有空欢喜了。不少患者朋友，下定决心开始运动时，会给自己制定一个很"宏伟"的运动计划，尝试几天之后，发现自己每天累得难以忍受，不仅自己身体上吃不消，心理上也开始打退堂鼓了。于是乎，运动计划不了了之，到头来竹篮打水一场空。

因此，我在此用我们老祖先留下的八字真言送给各位读者朋友：千里之行始于足下。给自己定下一个合理可行，能够长期坚持的运动计划，并找一些自己感兴趣的运动项目，培养自己那颗喜爱运动的心。慢慢地，我相信您会爱上运动的，还会在运动里发掘其中的"宝藏"。

痛风患者该采用怎样的运动？

选择有氧运动

体育运动分为有氧运动和无氧运动两种。有氧运动是通过运动中的呼吸，有效吸入氧气，并产生热能的运动。有氧运动就好比是汽车的发动机，利用氧气使汽油燃烧，产生动力。同样，人类在运动中也要燃烧燃料，这些"燃料"就是我们之前提到的人体的三大营养物质——糖类、蛋白质和脂肪。人体的这些"燃料"储存在细胞中，当你运动时，它们就会"燃烧"为您提供动力。与发动机燃烧汽油一样，这些"燃料"在燃烧时也需要氧气助燃。人们在运动时大口大口地呼吸,使空气中的氧气通过肺泡进入到血液循环系统之中,就是一个"点燃"糖类、蛋白质和脂肪的过程。有氧运动的特点是持续时间长,能增强耐力,消耗多余的脂肪,不易疲劳。

低强度、长时间的运动,基本上都是有氧运动,比如,走步、慢跑、长距离慢速游泳、骑自行车、跳舞、打太极拳等。

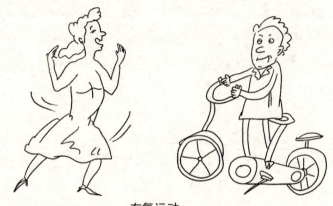

有氧运动

而高强度、大运动量、短时间内的运动项目,一般都是无氧运动,比如100米、200米短跑,100米游泳,跳高、举重、俯卧撑、快速仰卧起坐、单杠和双杠运动等都是无氧运动。进行这些运动时,如百米冲刺,我们常常需要憋着一口气,然后全力以赴地冲到底,在这个过程中,我们体内的"燃料"是没有氧气助燃的。无氧运动是不能长时间持续进行的。在这个过程中,消耗的主要是糖

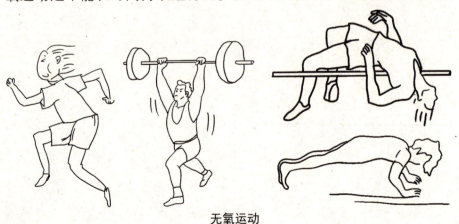

无氧运动

类，几乎不动用脂肪，而且，在进行无氧运动时，肌肉中的三磷腺苷（ATP）分解向血液中大量释放肌苷、次黄嘌呤等物质，使得血尿酸、血乳酸增高，并抑制肾脏对尿酸的排泄。因此，痛风患者应尽可能避免无氧运动。

选择合适的运动

所谓选择合适的运动，包含了两层意思，一方面指根据自身的能力从事相应的运动，另一方面是指根据自身的兴趣挑选喜爱的运动。

人体对不同运动的承受能力是不同的。同一种运动，训练的方式方法不同，强度也随之改变。对于一个体力有限或平时缺乏锻炼的人而言，一般人看似缓和的运动，很可能会成为"不能承受之重"。比如说，一分钟步行100米，大部分人会觉得毫无难度可言，甚至怀疑这哪算得上什么运动，但对于一些老人和体力差的人，也许就是个很重的负担，走个15分钟就难以继续。因此，当您决定开始运动疗法时，一定注意"只选对的，不选超标的"，适合自己的体力运动才是好的运动。

兴趣是最好的"老师"，也是能让您长期坚持一件事情的最佳动力。体育锻炼之于痛风患者也是如此，挑选一个自己喜欢的体育锻炼，可以让"痛苦"的运动变得有趣起来。如果您实在对哪一项运动都提不起兴趣，这里有个小办法：不妨将运动和自己感兴趣的事情搭配起来进行。比如边骑健身车边听新闻广播；边步行边和旁人聊天；上街购物时可采取去时步行，回来时乘公交车；居住在楼上的可以每天步行上下楼梯。这样，您就会感到轻松不少了吧？

 痛风发作的急性期要停止锻炼

运动贵在坚持,只有长期的运动才能塑造您的体型,养成易瘦体质,降低胰岛素抵抗综合征的危险度。但这"坚持"二字可有一个重要的前提:如果您的痛风不幸发作了,即使是很轻微的关节炎也要暂时告别您的"运动生涯"。此时若不注意休息,盲目进行运动,会使痛风急性期的不良反应加剧,从而加重病情。等您完全恢复后,再重新"出山",选择低强度的运动开始进行锻炼。

切勿矫枉过正——运动不应给身体增加负担

 适当的运动强度很关键

奥运会的口号是"更高、更快、更强",但绝不是痛风患者运动时的标语。痛风的患者朋友们开始锻炼时,切勿好高骛远,盲目追求高强度、高难度的运动项目。那样的话,不仅会身心俱疲,还可能不幸发生骨折、关节受损等危险。而且,那样的运动进行一两天尚可,长久的话,很少有人会坚持下去。因此,患者朋友们一定要为自己量身定做一套运动计划,不要明知不可能而为之,要选择符合自己能力的运动,并长期坚持。

但是,如果您身体状况尚佳,却只是在饭后悠闲地散步,也是不可能达到锻炼的目的的。

因此,选择运动方式时一定要"量体裁衣",切勿"操之过急",也不要"不思进取"。要以自己的能力为前提。

可能有些读者看完了这一段仍会觉得云里雾里,还是不知道如何评估自己的运动能力和选择合适的运动。其实,说简单也简单,如果您不清楚如何开始,不妨先照着自己平时的步行速度去行走,等您走到"出了点汗觉得很舒服,一整天都很精神"时,就已经达到合理的运动强度了。然后,日复一日,您再逐步加快自己的速度,还是到出现类似感觉的时候休息。长期坚持下去,您就会自己把握好运动的强度了。

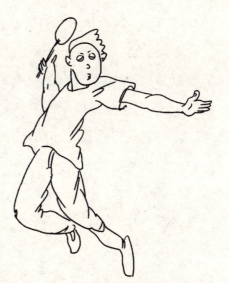

 您的脉搏就是运动强度的"测试表"

我们根据运动时单位时间内消耗的氧气量,可以衡量某种运动的强度。对此,我们有专门的仪器测定运动的耗氧量。我们记录某个人尽最大努力运动时的耗氧量,对他而言,平时锻炼时只要达到最大耗氧量的40%～60%,也就实现了合适的运动强度。

当然,我们不会去一一测定每一位痛风患者的最大耗氧量,这样做费时费力。其实,您的脉搏就是测定运动强度的好帮手。运动时的耗氧量,在一定时间内与脉搏的快慢是有明确关系的。根据您的脉搏，您大可以估算自己运动的充分与否。

具体来说，在运动刚结束的时候，我们自己数15秒的脉搏数，将结果乘以4，再加上10，便得到运动结束时的脉搏数（1分钟）。加10的原因是运动刚一结束，脉搏就会开始减慢，加上10是为了校正，以便准确估算运动结束时的脉搏数。我们之所以选择计算15秒以内的脉搏，而非1分钟，也正是因为运动结束时脉搏数就开始下降的缘故。

这样，我们通过数脉搏的结果，再参照下表，便可以知晓自己的运动是否充分。

适合不同患者的运动强度

年龄段	平时不怎么运动的人	平时有参加运动的人
20～29岁	大约110次/分	大约125次/分
30～39岁	大约110次/分	大约120次/分
40～49岁	大约100次/分	大约115次/分
50～59岁	大约100次/分	大约110次/分
60～69岁	大约90次/分	大约100次/分

通过核对这张表格，如果您的运动强度过高或过低，不妨调整一下运动的方式和持续时间。如果您在运动过程中出现不舒服的感觉，不妨也停下来数一数脉搏，看看自己的运动强度是不是太大了。

除了表格里的参考数值，您还可以通过其他方法估计合适自己的运动强度。在此，我们和读者分享两个公式：

自己的运动强度上限（每分钟最多脉搏数）＝230-自己的年龄

合适的运动强度＝运动强度上限×（50%～60%）

通过这两个公式，您也可以很简单地求得合适的运动强度。举个例子来说：对于一个45岁的人，他的运动强度上限=230-50=185，合适的运动强度就是185×(50%～60%)=92.5～111。也就是说运动后的脉搏数在92.5～111次/分之间，运动强度就达标了。

这个方法和表格法多少有些误差，但大致上是符合的。

痛风患者的关节操

指关节操：握拳与手指平伸交替运动。握拳时可紧握铅笔中粗一点的棍棒，手伸时可将手掌和手指平贴桌面，或两手用力合掌。

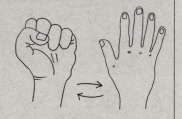

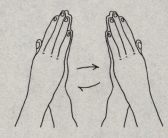

腕关节操：两手合掌，反复交替用力向一侧屈曲，亦可紧握哑铃做手腕伸屈运动。

肘关节操：手掌向上，两臂向前平举，迅速握拳及屈曲肘部，努力使拳达肩，再迅速伸掌和伸肘，反复进行多次，然后两臂向两侧平举，握拳和屈肘运动如前。

肩关节操：一臂由上方从颈旁伸向背部，手指触背，同时另一臂从侧方（腋下）伸向背部，手指触背，尽量使用两手手指在背部接触，然后两手交换位置，每天反复多次。

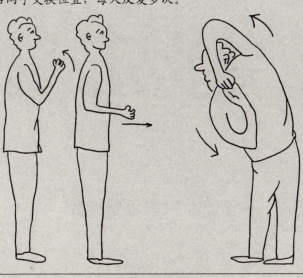

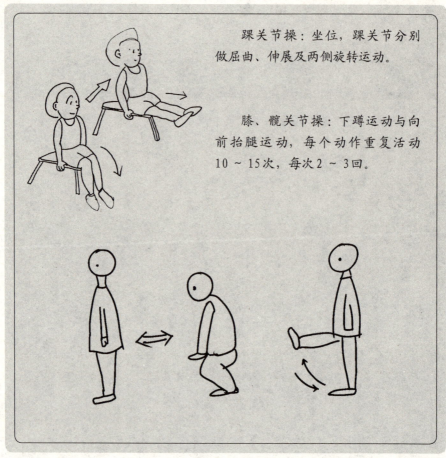

踝关节操：坐位，踝关节分别做屈曲、伸展及两侧旋转运动。

膝、髋关节操：下蹲运动与向前抬腿运动，每个动作重复活动10～15次，每次2～3回。

压力——现代生活中不得不说的话题

 精神压力——痛风的"麻烦制造者"

生活中的压力无处不在。消极的人称：生活就是有大大小小的压力组成的；积极态度的人说：有压力才有动力，压力是使人上升的触发点。现代社会，当代中国，社会竞争尤为激烈，年轻人身上的负担沉重，无论是考试、升学、出国、求职、买房、购车以及种种人际关系，都笼罩着一层浓浓的压力氛围。固然，适度的压力可以提升工作的动机，激发人的斗志，使人在参与工作的过程中充满兴奋，并能增加成功后的幸福感。但是，当这一层压力氛围过于浓密时，会逼迫着人们喘不过气，在工作、学习中不仅会感到烦躁不安，还会思维僵硬，产生畏惧和逃避的心理。长期处于这样的氛围中，会导致身心疾病的产生。现在就诊的痛风患者中，年轻的办公室白领的比例逐渐增加，和压力是密不可分的。

有医师对门诊和住院期间的86例复发的病人进行了调查与分析。结果表明，痛风复发的因素由高到低依次为：精神压力（28例）、疲劳过度（20例）、饮食（18例）、环境因素（9例）、外伤（5例）、手术（3例）；而不同的职业有不同的复发原因：白领及机关干部的复发与精神压力相关最密切；农民、商人的复发于饮食有关；工人、驾驶员的复发与疲劳有关，另外合并有高血压、糖尿病、高血脂者容易复发。精神压力及疲劳过度因素逐渐取代饮食因素，成为痛风发作的主要原因。

这篇文章的患者例数不太多，且统计结果具有地区差异性等影响存在。但不管怎么样，在痛风的"麻烦制造者"中，精神压力已经成为当前频频被提及的话题。

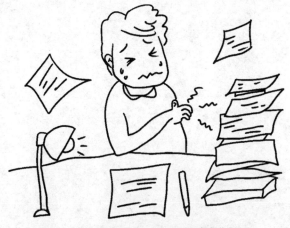

压力是痛风的"麻烦制造者"

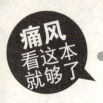

远离压力的源头

趋利避害是动物本能。面对可怕的压力，既然您惹不起，就要想办法绕开它走。但是，对于公司的职员，在校的学生而言，每天的工作任务或学习任务是必须完成的，大部分人不可能有条件随心所欲地换一个工作，调整一个轻松的环境。看起来，要想远离压力的源头，似乎是一件不可能的任务吧？

但是，在一个环境下，为什么有人每天累死累活还干不完活，而有人轻轻松松把事情搞定还能忙里偷闲做些私事呢？固然我承认每个人的能力是不一样的，但既然在一个环境中，能力的差别一定不大，更主要的是在于您是否会合理安排每日的时间了。大凡压力的产生多是在期限即将结束而您还没完成之际出现。会根据事情的轻重缓急合理安排事情进度的人，做起事来有条不紊，总能在期限之前完成大小事务。而不会计划的人，做起事来常常拖沓、虎头蛇尾或断断续续，每当"大限"到来之际，手忙脚乱的总是他。于是乎，压力自然就降临在他身上了。

除了合理计划外，在完成一件"大事"，身心俱疲之后，学会积极地休息也是躲避压力的好方法。英文中把娱乐叫做"RECREATION"，拆开来看，RE-是重新之意，CREATION是创造之意，合起来就是：娱乐是使您恢复创造力的方式。在工作之余，给自己一些私人空间，每天安排一段时间来娱乐或做适量的运动，不失为一种缓解压力的好办法。办公室的白领们在休息的时候不要沉迷于办公桌上玩游戏、上网，时常出入办公室，改变一下环境，更有利于压力的释放，放松大脑，恢复精力。

当然，如果您确实感到身上的担子过分沉重，换个不同的职业或不同的环境，也是一种合理的选择。但如果您又不想割舍自己的职业生活，当您感到压力巨大时，寻求心理医生的帮助，让专业人士帮您疏导压力也是一种不错的办法。

✦ 您会先完成哪一件事？

习惯决定命运！几乎所有的成功人士都有一个共性，那就是，将良好的习惯注入日常行为中直至形成生活规律。正是这些好习惯，让他们气定神闲，谈笑间就会把大事搞定，而不是忙得像无头苍蝇。

在时间管理上有一个很有名的案例：以下四种类型的事情，让您逐一完成的话，您会按什么顺序进行？

A. 重要并且紧急

B. 重要但不紧急

C. 紧急但不重要

D. 不重要也不紧急

几乎所有人都会把A摆在最前，把D放在最后做，而中间的两者，有不少人把C放在B之前完成。他们的理由是：C紧急啊，不先去完成它怎么能行？

错误了。事实上，正确的处理方式是把B放在C前完成。举个例子来说：您和您的秘书在办公室里工作，您正在策划一件公司明年的计划，此时，办公室外面的电话响了。对您而言，公司明年的计划是像B那样重要但不紧急的事，接电话是像C那样紧急但不重要的事。您先选择接电话，可能那只是一个无足轻重的电话，甚至可能是打错号码了，您可能因此而错过一个即将浮现的灵感火花。正确的做法是：您继续您的策划，让您的秘书帮您接电话。

学会合理安排，学会充分利用人员调配，才是让您在繁忙的生活中规避压力的法宝。

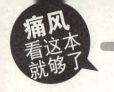

水乃生命之源——痛风患者的饮水要点

 保证足够的尿量——每日2升以上

肾脏是排泄尿液的器官,而尿酸是溶解在尿液中的,患者排出的尿液越多,排出体内的尿酸也就越多。要想多排尿,怎么办?多饮水!

痛风患者尤其要注意摄取充足的水分。如果您的水分摄取不足,尿量就会减少,尿中溶解的尿酸浓度增高,容易在尿路中形成尿路结石。只要您的肾功能正常,在摄取了足够多的水分之后,尿量也就随之增加,尿色就会变淡,尿酸也容易溶解在其中并随尿液排出体外,不容易形成晶体,能够有效预防尿路结石和肾功能障碍。并且,饮水充足后,还能使血液黏稠度下降,对于预防痛风并发症如心脑血管疾病具有一定的好处。

正常人每天排尿量约为1000～2000毫升,平均约为1500毫升。而对于痛风患者而言,由于体内尿酸的"库存"丰富,在同样的肾功能条件下,要想排出比正常人更多的尿酸,就必须排出比正常人更多的尿液。一般而言,我们希望痛风患者每日尿量能达到2升以上。为此,痛风患者每日在饮水上要积极,保证饮用的水量大于2升,这样,加上我们每日三餐中的水分,就可以使我们的身体在水分上实现"进出口平衡"。

你会喝水吗？

喝水虽然是极其简单的事，但要讲究起来，还是有很多"小技巧"。

喝什么样的水？

随着生活水平的提高，人们已经越来越习惯一渴了就到商店里买瓶饮料喝。商店里的各式饮料琳琅满目，但可不是每一款都适合痛风患者。如果痛风患者大口大口地喝啤酒、果汁等清凉饮料，虽然您实现了每日饮水量的标准，但不幸的是血中的尿酸反而更高了。

最适合痛风患者饮用的水最好能具有两个特点：

（1）偏碱性：有助于碱化尿液，而当患者尿液的pH值增高时，尿酸的溶解度也随之增加，有助于体内尿酸的排出。

（2）含热量低：如果痛风患者饮用的水分中含有大量的糖分等能量物质，不知不觉间，您一天的饮食规划就要泡汤了。

苏打水是适合痛风患者的理想选择，苏打水中含有碳酸氢钠，因水中含有解离的碳酸氢根离子而呈碱性。有助于痛风患者碱化尿液，排出尿酸。喝苏打水在西方国家中其实很流行，近几年，体会到苏打水好处的中国人也逐渐增多，市面上的苏打水饮料品种也增加了。

如果痛风的患者朋友对于苏打水的口感难以接受，其实，白开水、淡茶水也同样是您补充水分的良好选择。

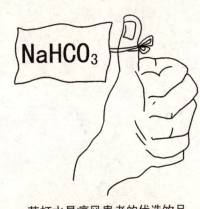

苏打水是痛风患者的优选饮品

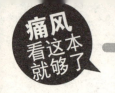

什么时候喝水？

许多人的饮水习惯是口渴了才喝水，这样的习惯对痛风患者而言，可没什么好处。如果痛风患者等到口渴明显时才喝水，体内实际上已经处在缺水状态，体内处于浓缩状态的尿酸已经开始暗中使坏了，这时才饮水对于促进尿酸排泄的效果并不理想。因此，在饮水方面，痛风患者一定要学会"主动出击"，不妨在身边带上一个水壶，闲暇之余就喝上几口水。

另外，还要注意的是，在吃饭前后不要饮用大量的水分，这样会冲淡消化液和胃酸，影响我们的食欲，也妨碍食物的消化。饮水的最佳时间是在两餐之间、清晨以及晚上。我们每天睡眠的时间约占全天的三分之一，为了防止在这漫长的时间里发生尿液浓缩，痛风患者可以在睡前适当饮水。

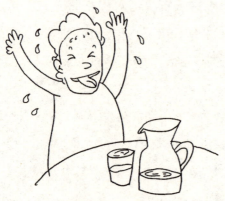

饭前不要大量饮水

不要渴了才饮水

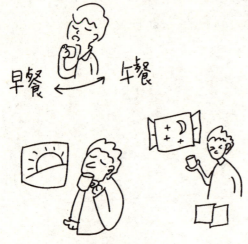

饮水最佳时间

痛风患者喝纯净水好吗?

这几年,宣传各式各样纯净水的广告,从四面八方滚滚而来,以铺天盖地的声势,进入了千万家庭。在这个讲究"无污染"的时代,普通百姓也越来越注重自己的饮水质量,认为水是越纯的越好,事实上,大大小小的饮水机、成桶的纯净水确实走进了千家万户,家用的自来水正逐步让位给那些名目繁多的纯净水。

所谓"纯净水",就是将天然水经过电渗析、离子交换、超级过滤、臭氧杀菌、氧处理等若干道工序提纯和净化的水。纯净水在制作过程中,一方面去除了对人体有害的病菌、有机物和某些有毒元素,另一方面,也去除了对人体健康有益的微量元素和人体必需的矿物质。饮水并非越纯越好,水中的无机元素是以溶解的离子形式存在的,易被机体吸收,因此,饮水是人们矿物质的重要摄取途径。纯净水含很少或不含矿物质,长期只饮用所谓的纯净水,会使体内的矿物质缺乏。

对于痛风患者而言,纯净水还有另一个缺点:我国生活饮水卫生标准规定pH值为6.5~8.5,而目前市场上供应的纯水,其制取方法广泛应用反渗透法,pH值一般为6.0左右,偏向弱酸性,长期饮用,使人体内的环境偏酸,不利于尿酸的溶解和在尿液中排泄。

因此,不仅对于痛风患者,对于一般家庭而言,纯净水仍不能取代普通的家庭饮用水。

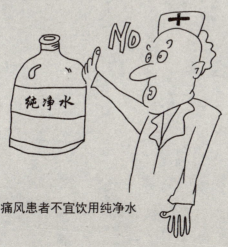

痛风患者不宜饮用纯净水

第五章 该出手时就出手——药物治疗

- 什么样的患者需要药物治疗？
- 痛风药物的"舰艇编队"
- 不同时期的痛风治疗
- 惹上了痛风的"坏兄弟"，我该怎么办？

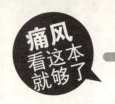

什么样的患者需要药物治疗？

 根据患者的病情状态判断是否需要药物治疗

痛风和糖尿病、高血压等代谢性疾病一样，属于终身性疾病，一旦被它们缠上，就很难摆脱。代谢性疾病固然有其遗传因素的背景，但最终让它有机会施虐的是长期不良的生活习惯，因此，纠正不良生活习惯，尤其是养成正确的饮食习惯和运动习惯是控制痛风病情的基石，其中的饮食调理也是重中之重。对大多数痛风早期的患者朋友而言，做到了这一点，就可以长期控制痛风病情了。

但并不是所有的痛风朋友都这么幸运。有些患者，严格按照医生的要求调理饮食，合理运动，但尿酸水平仍居高不下，痛风这"恶魔"还在不时地用疼痛来折磨着患者朋友。而有些患者等到痛风的并发症纷纷"亮相"后，才来就医，为时已晚，光靠饮食和运动疗法难以控制病情和治疗并发症了。这时候，就轮到药物出场了！

痛风的药物治疗，可分为急性期的治疗，以及无症状时期的治疗。

痛风治疗的风向标——尿酸水平的改善和并发症的预防

目前，现代医学仍不能实现痛风顽疾的根治，面对患者朋友的痛苦，许多医生感同身受，但也确实束手无策。幸运的是，医生们虽然没有办法帮助痛风患者"拔除病根"，却有信心减少痛风发作的次数，减缓痛风病情的进展，把痛风给患者带来的痛苦降到最低。

痛风的治疗可不是光把疼痛止住就了事了。它有着明确的治疗风向标：尿酸水平的改善和并发症的预防。具体来说，痛风的治疗应力求达到以下几个目的：

1. 稳定尿酸水平。采用饮食、运动、药物等综合作用，尽可能减少尿酸合成，促进尿酸排泄，纠正高尿酸血症，使血尿酸浓度经常保持在正常范围内，以利痛风的病情控制。

2. 尽快控制痛风性关节炎的急性发作。一旦痛风急性发作，尽快地止痛和降尿酸治疗，并努力减少复发次数，防止慢性痛风性关节炎的形成与关节损害，保证关节功能正常。

3. 预防并发症发生。尤其需要防止痛风性肾病的发生与泌尿系统尿酸结石的形成，以保持良好的肾脏功能。

4. 控制或纠正其他并存的代谢紊乱和疾病状态。例如高脂血症、高血压、糖尿病、肥胖、动脉硬化及冠心病等，防止它们进一步升级成为危及生命的心律失常、心力衰竭、心肌梗死等严重并发症。

5. 稳定病人的健康状况。增强体质，控制病情发展，使病人能正常的生活与工作。

6. 已经发生皮下痛风石或泌尿系统结石形成的患者朋友，更应加强各种治疗措施，以中止尿酸沉积所引起的组织器官损害，使病情长期稳定而不再发展，提高生活质量。

总的来说，和痛风之间的战斗是一个持久战，患者朋友们需要抱着和痛风奋战一生的心理，从心理上藐视敌人，从战略上重视敌人，应用多种手段让可恶的痛风顽疾神气不起来。只要有决心有毅力，我相信大部分患者朋友都能够取得这场战争的胜利。别忘了，在你们的身后，不断发展的现代医学是你们的坚强后盾。

痛风药物的"舰艇编队"

痛风的药物治疗说白了就是使用药物和尿酸进行博弈的过程，在饮食和运动不能让体内的尿酸安分守己时，药物将会给体内蠢蠢欲动的尿酸分子套上一个"紧箍咒"。如果把我们身体里的体液想象成一片汪洋大海，漂泊在其中的就有一批浩浩荡荡的"敌舰"——尿酸分子。而我们使用的不同药物组成了一支"舰艇编队"，它们发挥着各自的特点，在我们体内与痛风"敌舰"井然有序地过招。

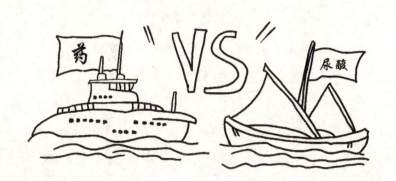

伪装潜艇——抑制尿酸合成的药物

电视剧《潜伏》中余则成的形象深入人心，成为最受观众欢迎的间谍形象之一。间谍是现代战争中不可缺少的角色之一，他们是身手矫捷、擅长伪装和随机应变的人，能从事秘密侦探工作的人，在敌对方或竞争对手那里进行破坏活动，以此来使其所效力的一方有利。而在海洋中作战时，伪装潜艇也担负着类似的角色。

在我们治疗痛风的药物中，就有这样的一批"伪装潜艇"，其中的典型代表是别嘌醇。这位"间谍"的化学结构和嘌呤代谢中的中间产物次黄嘌呤十分相似，正因为它们长得像，别嘌醇进入痛风患者的体内后，作用于嘌呤代谢的黄嘌呤氧化酶会一不小心"认错"，错误地和别嘌醇相结合，使得孤零零的次黄嘌呤不能氧化成黄嘌呤，更谈不上进一步转化成尿酸了。由于人体对次黄嘌呤和黄嘌呤的清除能力比尿酸高，而且次黄嘌呤又是很容易溶解的物质，对肾脏不至于造成负担。这样，痛风朋友体内的嘌呤在它们变成讨厌的尿酸之前就已经被我们的"间谍"——别嘌醇给彻底瓦解了。

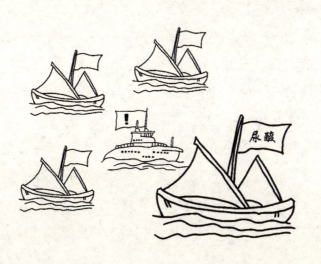

看到这里，肯定有患者朋友关心进入我们体内的别嘌醇的进一步动向了。不用担心，别嘌醇吸收进入人体后，经过肝脏代谢，会形成容易溶于水的异黄嘌呤，经过尿液排出体外。别嘌醇的半衰期是1～3小时，痛风朋友服用药物后1～2天，血中的尿酸浓度就会开始下降，7～14天达到高峰，痛风朋友坚持服用3～6个月，血清尿酸浓度就会降至正常范围。从而防止尿酸结石的沉积，有助于痛风结节及尿酸结晶的重新溶解。

别嘌醇适用于慢性原发性或继发性痛风患者的治疗，也可用于反复发作性尿酸结石患者，以预防结石的形成。对于白血病、淋巴瘤或其他肿瘤在化疗或放疗后继发的组织内尿酸盐沉积、肾结石等，也有很好的预防作用。但是，和所有的海战中的伪装潜艇一样，一旦战事全面爆发时，它们的直接作用往往比不上战场上冲锋陷阵的武装舰艇，别嘌醇也不适合用于痛风急性发作的时期，并有可能加重或延长急性期的炎症。

驱逐舰——促进尿酸排泄的药物

驱逐舰是一种装备多种武器，以中远海作战为主的战斗舰艇。它是现代海战中的多面手，具有较强的战斗力，能起到威慑、驱逐敌方舰艇的作用。在我们治疗痛风的药物中，也有这样的一种在"远方战场"中驱逐尿酸的药物。那就是在肾脏中发挥作用，促进尿酸排出我们身体的一组药物。

"驱逐舰"尿酸排泄剂装备有多种"武器"，肾脏是它们最理想的作战场所，这些"武器"的作用有：抑制肾小管对尿酸的重吸收，增加肾小管对尿酸的分泌，增加肾小球对尿酸的滤过率。面对这些强大的武器攻势，讨厌的"敌舰"尿酸常常会闻风丧胆，灰溜溜地混入人体的尿液中，逃出患者朋友的身体。

无论是抑制尿酸合成的"伪装潜艇"，还是促进尿酸排泄的"驱逐舰"，长期使用，均可以让体内的"敌舰"们无从嚣张，可使得尿酸盐浓度下降至正常范围并长期维持下去，有助于预防痛风的关节并发症等。当不幸尿酸分子在我们的体内"安营扎寨"形成痛风结节时，长期联合使用两种药物，有助于多数痛风结节的溶解。痛风结节的溶解往往需要数月甚至数年的时间，治疗期间应监测血清尿酸值，维持其小于300微摩/升的水平。

驱逐舰的吨位较大，驶入较浅的海域可能会搁浅。使用促进尿酸排泄的药物也是一样，由于在用药后肾小管内尿酸浓度提高，若没有足够的尿液来稀释，有在尿路中形成尿酸结石的风险。因此，在服用尿酸促排剂期间，应充分饮水保证尿量充沛，并尽可能碱化尿液，维持晨尿pH值6.2～6.5。

目前，临床上常用的尿酸促排剂有三种：丙磺舒（羟苯磺胺）、磺吡酮（苯磺唑酮）和苯溴马隆（苯溴香豆酮）。值得注意的是，在应用尿酸促排剂治疗初期，如果被排泄出来的尿酸陡然增加，会加重肾脏的负担，反而可能引起肾功能的损伤。因此此类药物最好用于无严重肾功能损害、无肾结石且尿尿酸排泄小于7毫摩/天者。

主力战舰——缓解疼痛的药物

当痛风病情控制不佳时，好战的尿酸分子们常常会主动挑起一场局部的"战争"，导致局部关节的红肿热痛，"战争"的规模较大时，患者会感到剧烈的疼痛，甚至犹如刀割或撕筋裂骨般的苦痛。尿酸"敌舰"的进攻往往选择在深夜，导致患者小关节的剧痛而惊醒，夜不能寐，辗转反侧。

面对"敌舰"疯狂的进攻,我们的"舰艇编队"自然不会袖手旁观。这时候,靠"伪装潜艇"的力量过于单薄,在肾脏行使职责的"驱逐舰"又对在关节部位嚣张的尿酸分子鞭长莫及。接下来,就该轮到我们的"主力战舰"出马了。

尿酸在关节这样的"局部战场"肆无忌惮地作恶,其后果是痛风患者们备受疼痛的煎熬,我们的"主力战舰"出行的目的并不是要歼灭所有作恶的尿酸分子,只是平息"局部战火"——结束这场"战斗"给患者带来的痛苦。下面,我们就来看看这些"主力战舰"中的精英吧。

护卫舰——非甾体抗炎药（NSAIDs）

可千万别被非甾体抗炎药这种拗口的名字给唬住了。甾体者,激素也。非甾体抗炎药说成大白话就是"不是激素的对抗炎症反应的药物"。它是全球使用最多的药物种类之一。全世界大约每天有3000万人在使用。其实,这一类药物几乎每个患者朋友都接触过,当我们感冒发热、头疼脑热的时候,医生给我们处方的"泰诺林、扶他捷"等解热镇痛药就是所谓的非甾体抗炎药。

当非甾体抗炎药这支"护卫舰"驶入我们的身体后,就会迅速赶往"出事地点",通过抑制环氧化酶,减少炎性介质前列腺素的生成,发挥其解热、镇痛、消炎作用,从而缓解痛风性关节炎给患者带来的红、肿、热、痛等各种不适,是治疗痛风急性发作的常规武器。

然而,这支"护卫舰"除了帮我们平息战火之外,在我们体内航行的过程中,还会带来一些不良反应,如胃肠道不适、肝功能受损、间质性肾炎、过敏反应等。经常使用非甾体抗炎药的患者还可能罹患消化性溃疡等疾病。其原因在于,我们体内的环氧化酶（COX）存在两种同工酶,即COX_1和COX_2。COX_1是机体本身固有

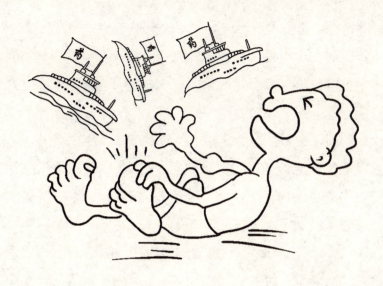

的酶，它存在于大多数组织中，参与合成调节正常细胞活动所需的前列腺素，保护胃黏膜，维持正常的肾血流量和调节血小板聚集。COX_2 为诱导酶，主要在炎症细胞中表达，可促使炎症反应及组织损伤。而大多数非甾体抗炎药对 COX_1 和 COX_2 的选择性抑制作用较差，抑制了 COX_1，则在胃肠黏膜中起保护作用的前列腺素的合成也受到抑制，这是不良反应所产生的主要原因。

因此，痛风患者急性发作期使用非甾体抗炎药时，需要注意尽量选用 COX_2 的选择性好的药物，如塞来昔布（西乐葆）。并且，非甾体抗炎药尽量仅在急性期使用，过了急性期后就果断减药或停用。还要注意的是，有些患者甚至一些非风湿科的医生，在应用非甾体抗炎药时，像联合使用多种抗生素一样，同时使用两种以上的非甾体抗炎药，希望得到"更强"的疗效。而事实上，这种想法是十分错误的，药物的镇痛作用并没有多少提高，而副作用却是大大加倍了。

巡洋舰——秋水仙碱

痛风急性发作时，在保卫关节的"局部战场"上，"护卫舰"固然是必不可少的优先选择，但如果尿酸分子们的"火力"过于强大，光靠"护卫舰"也有爱莫能助的时候——患者服用非甾体抗炎药后仍忍耐不住那钻心的痛。这时候，就该轮到"巡洋舰"——秋水仙碱出马了。

秋水仙碱，在很久以前就被人视为治疗痛风急性发作的特效药。秋水仙碱的主要成分是番红花和球茎出提取出来的生物碱，它可通过减低白细胞活动和吞噬作用及减少乳酸形成从而减少尿酸结晶的沉积，减轻炎性反应，而起止痛作用。

在海战中，"巡洋舰"既出，谁与争锋？秋水仙碱对于缓解痛风的急性发作有着奇迹般的效果，有一些患者朋友，痛风急性发作时，使用大剂量的非甾体抗炎药数天，疼痛仍丝毫没有退去的意思，等换用秋水仙碱后，症状在服药数小时后就开始缓解，36～48小时内就会完全消失。在急性发作期，秋水仙碱的一般用法是：第一次服用1毫克，以后1～2小时0.5毫克，直至症状缓解或出现腹泻、呕吐等不良反应。用于治疗急性痛风性关节炎发作时24小时内不可超过6毫克。并在症状缓解后48小时内不需服用，72小时后每日0.5～1毫克服用，服用7天。

和之前介绍的非甾体抗炎药一样，秋水仙碱在治疗痛风急性期时，除了缓解疼痛外，同样也会"伤及无辜"。常见的副作用是恶心、呕吐、腹泻等胃肠道症状，服用药量偏大时甚至抑制骨髓造血，引起血液中的细胞数量减少。因此，服用秋水仙碱时一定要适量服用，严格按照说明书或医嘱，切不可长期服用。秋水仙碱引起的腹泻可造成严重的电解质紊乱，对于老年患者来说可导致严重后果，甚至危及生命，使用时更应该慎重。

航空母舰——肾上腺皮质激素

痛风急性发作时，当"敌舰"——尿酸分子攻占了我们的某些

✦ 凭借"预感"巧治病

对于痛风患者而言,痛风这个您一辈子的"敌人",不时地会在您不注意的时候戳您一下"痛处"。经历过两三次痛风急性发作的患者,在下一次"暴风雨"来临之前,常常能预先感觉到"气压的变化",心里咯噔一下:坏了,我的关节痛又要犯了!

大体而言,当产生这种"痛风要来了"的预感时,身体的一些现象也能帮助您预测痛风急性发作的降临。

1. 预感痛风发作的关节部位,总觉得好像要肿起来,或者感觉到针扎那样隐隐约约的疼痛;
2. 预感痛风发作的关节部位,总觉得有种异样的感觉;
3. 全身有种莫名其妙的不舒服,还感到身体微微发热。

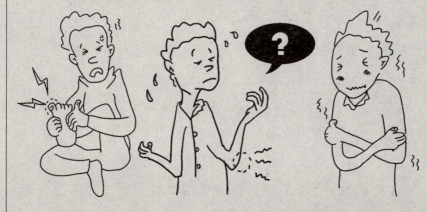

这种能够"预感"痛风的感觉以及身体的一些现象能帮您一个大忙!

为什么这么说呢?我们都知道,秋水仙碱对于痛风性关节炎的急性期有着神奇的功效,几乎没有它搞不定的痛风性关节炎,可遗憾的是,它有着多种烦人的副作用,许多患者会因为种种担心不敢服用秋水仙碱。然而,秋水仙碱还存在另外一种用法:当您感到痛风将要发作时,只需服用一粒药物,就可以防患于未然了。

可以说,秋水仙碱最好的使用方法是准确地捕捉痛风发作的预感,并在最佳的时间服用。而对于有经验的患者来说,捕捉这种预感并不是一件难事。

关节"岛屿"时，也会遇到"护卫舰"和"巡洋舰"也无能为力的时候，遇到的情况可能是：无论使用非甾体抗炎药还是秋水仙碱都不能缓解疼痛，或者患者不能耐受非甾体抗炎药和秋水仙碱的副作用，产生严重的胃肠道反应。怎么办？我们只好派出我们"舰队"的终极武器——"航空母舰"了。

和现代海战中的航空母舰一样，拥有航空母舰的一方在战争开始时不会马上派出自己的航母舰队，更多的只是起到威慑的作用。痛风急性期的治疗中，激素也是我们武器中的最后的王牌。

很多患者朋友都会"谈激素色变"，因为我们听说太多"激素吃了变胖，用了激素之后股骨头坏死了，并发了严重感染死亡了"等激素引发的并发症。然而，任何药物都是一把双刃剑，在治疗疾病的同时，多少会使人体受到一定的影响，激素也是如此。实际上，激素在风湿疾病中的应用十分广泛，只要合理用药，激素将会是风湿性疾病患者的最好朋友。

激素是什么？说白了，它就是我们身体里分泌出的一种物质，具有抗炎、抗免疫、抗毒素和抗休克作用，运用恰当，往往可以起到截断病势，减少损害，力挽狂澜，甚至起死回生的作用。对于痛风患者而言，在急性发作期使用，能够迅速缓解急性发作，减轻痛苦。

在痛风急性发作期，其他药物缓解疼痛无效时，可以考虑短期内使用激素。可以采用口服、静脉给药，推荐使用30～60毫克的泼尼松或等同于该剂量的其他激素剂型，维持1～3天，在接下来的1～2周内逐渐减量至停用。大部分痛风急性期患者在应用激素后12～24小时之内症状缓解至消失。一般而言，短期内的激素使用对我们的身体是影响不大的。对于仅有1～2个关节受累的痛风急性期患者，有时还可采用局部的关节内激素注射，可以采用更小的剂量，进一步减少了全身用药的副作用。

值得注意的是，激素"立竿见影"的作用也极易被一些江湖游医所利用。他们往往在自配的药物中加上激素成分，却虚假宣传为"纯中药制剂"、见效快、无副作用，有些患者长期服用这种"神药"，不仅贻误病情，更带来意想不到的副作用。因此，痛风的朋友们病情变化时，还是要及时到正规的医院就医，接受规范的治疗。

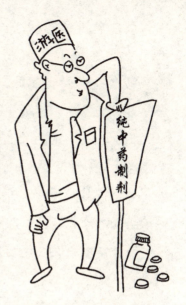

不同时期的痛风治疗

具体病人具体分析，适当地处理时控制病情的关键。所谓头痛医头脚痛医脚的做法是极其不可取的。痛风患者的治疗方案实际上是一个完整的系统，前面一个小结我们已经向患者朋友们展示了我们手中的"武器"，在不同的时期，这些"武器"的使用方式是不一样的。

 和平年代——无症状高尿酸血症期

无症状高尿酸血症期是指血清尿酸指标超过正常标准——一般男性大于416微摩/升，女性大于357微摩/升——但却没有任何关节疼痛不适的状态。无症状的高尿酸血症常见于痛风疾病家族史、肥胖、饮食不节、工作压力大的人群。近些年来，无症状高尿酸血症的患者在城市人口的比例逐渐提高，像青岛这样的沿海经济发达城市，有统计显示成年男性高尿酸血症发病率高达19.32％。

在无症状的高尿酸血症期，最好的处理方式就是改正自己不良的生活习惯如酗酒等，采取合理的饮食，进行适量的运动，同时积极预防和治疗肥胖、高血压、高脂血症和糖尿病等疾病。

多数学者认为，无症状高尿酸血症的患者，是不需要动用我们的药物"武器"的。毕竟，这个时期的尿酸分子们，尚属"良民"，在我们体内并不惹是生非，总不能因为预测到某些"良民"将来要犯事就把人家抓起来暴打一顿吧？况且，有学者认为，无症状高尿酸血症的患者，约有80％终身不会出现症状。既然这些尿酸分子能和您和平共处，这个时期的患者要做的就只是通过饮食、运动等方式，在体内创造一个"和谐社会"，不要"刺激"这些"良民"们，使它们一辈子都和您相安无事。

 战争时期——痛风急性发作期

经过长时期的和平相处，有一部分患者的尿酸分子会"变质"，引发痛风的急性发作。这时候，我们就该动用"武器"了，战争的目的，我们之前已经提及，并不是要全歼"捣乱"的尿酸分子，而是要"平息局部战火"。

迅速和恰当的止痛和终止炎症的处理是这场战争的关键所在。痛风急性期使用的"武器"多种多样，而非甾体抗炎药是我们选择的"常规武器"。有不少头对头的研究（不同非甾体抗炎药之间的比较）显示，对于痛风急性期的患者，无论选择哪一种非甾体抗炎药，效果都是半斤八两，但药物应用的早晚确实决定了病情的进展，越早应用药物治疗效果越理想，常能很快地取得终止发作的显著效果。

"战争时期"的"武器"使用，强调以下几个方面：

1. 尽快尽早应用药物治疗，最好能在急性发作的"火苗"刚刚冒出来的时候就使用药物将其扑灭，这时候，非甾体抗炎药只要给予常规剂量就可以控制急性发作。必要时应用秋水仙碱也是理想的选择。

2. 急性发作的"火苗"刚刚扑灭时，不要马上停用药物，要继续治疗至疼痛完全消失，局部关节炎症完全消退。刚扑灭的"火苗"还在冒烟时，停止扑救，可能很快会死灰复燃，甚至变成"熊熊烈火"。

3. 如果患者平时没有应用尿酸抑制药和尿酸促排药，在痛风急性发作期不要使用。此时若随意应用，反而会欲速则不达，延长痛风急性发作期。因为服用降尿酸的药物后，血清尿酸的浓度会出现迅速下降，使关节部位的尿酸钠结晶溶解释放，又会出现另一个短暂的血尿酸浓度升高。

4. 如果患者平时有使用降尿酸的药物，在痛风的急性发作期要保持"不增量、不减量"的原则，避免体内的血清尿酸浓度出现大的波动。

5. 如有可能，尽量避免使用影响血清尿酸排泄的药物，如青霉素、噻嗪类及呋塞米（速尿）等利尿药、维生素B_1、维生素B_2、乙胺丁醇、吡嗪酰胺、左旋多巴等药物。

战后重建——慢性期和间歇期

当一场"战争"以尿酸分子的失败告终，我们身体的秩序重新进入"和平轨道"时，不少患者朋友开始掉以轻心，认为痛风病情进入慢性期和间歇期后症状轻微，治与不治一个样。这是十分错误

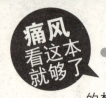

的想法。

"战后的重建"工作是至关重要的,当痛风急性期的"硝烟"散去,病情步入慢性期后,治疗的目的主要在于预防痛风的再次急性发作,维持血清尿酸值在一个正常的范围内,防止尿酸盐在组织中沉积,最终起到保护肾脏的作用。同时还要积极纠正不良生活习惯,避免各种诱发因素,要做到合理的饮食和适量的运动,恢复理想的体重。实际上,"战后重建"的任务可一点也不轻松。

大部分学者认为,对于1年内仅有1～2次痛风发作的患者,并且间歇期内血清尿酸和肾功能都正常的话,是无须采用降尿酸的药物来预防的。只要让患者记住,一旦有急性发作的前兆时,尽早果断地使用非甾体抗炎药或秋水仙碱来预防发作。而对于每年受痛风急性关节炎的摧残次数大于2次的患者,血尿酸值持续偏高,或者有肾脏或其他组织损害的患者,均应选用合理的降尿酸药物。其治疗目的是让血清尿酸值降到至少5～6毫克/分升(297～357微摩/升),避免尿酸在体液中出现饱和状态。

降尿酸的药物分为两类,抑制尿酸合成的药物和促进尿酸排泄的药物,在前面一个小结中,我们早已领略过它们的风采了,在这里,我们再来揭一下它们的短,看看这些药物有哪些副作用。

别嘌醇是常用到的抑制尿酸合成的药物。该药物使用时不良反应的发生率大约为3%～5%,值得注意的一些副作用有过敏性皮疹、药物热、嗜酸粒细胞增多症、骨髓抑制、腹泻、肝功能损害、血管炎等。另外,使用别嘌醇时,还需要留意尽量避免与两种药物的合用:一是硫唑嘌呤(一种免疫抑制药),与别嘌醇合用后可能加重免疫抑制并产生细胞溶解。另一种药物是氨苄西林,合用后可能会产生皮肤黏膜斑丘疹。

丙磺舒、磺吡酮、苯溴马隆等药物,是常用的尿酸促排药,它们适用于尿酸排量低下(小于800毫克/24小时)的患者。由于它们促进尿酸排泄的作用，在应用时，会使得肾小管和输尿管中的尿酸浓度提高，这样就增加了尿酸结晶在肾小管或输尿管中沉淀为结石的风险。因此，这类药物应尽量避免应用于已经存在泌尿系统结石和肾功能不全的患者。为了降低这种风险，这些药物的使用要从小剂量开始，逐渐加量，并且在使用过程中，患者要保证充足的水分，并最好能予以碱化尿液。

除了形成泌尿系结石以外，尿酸促排剂还有一些共同的副作用如皮疹、胃肠道不耐受等，并且，如果患者同时使用阿司匹林等水杨酸制剂时，会降低尿酸促排剂的功效。

另外，还值得注意的一点是，丙磺舒为一种含有磺胺成分的制剂，既往对磺胺过敏的患者不宜使用。

无论是尿酸抑制药还是尿酸促排药，在使用初期，血清尿酸水平急剧下降，可使关节组织释放出原本不溶性的针状尿酸盐，使得关节腔内的尿酸浓度显著升高，反而诱发炎症反应。所以，在应用降尿酸药物的同时，需同时预防性添加非甾体抗炎药，直至血清尿酸值稳定在357微摩/升以下，并维持数周。一般而言，关节内外尿酸浓度的平衡需要1～3个月才能重新建立，待这种平衡基本建立后，继续使用降尿酸的药物，就不容易再诱发关节炎的发作了。

✱ 痛风慢性期治疗的精华所在

1. 对于每年痛风急性关节炎发作两次以上的患者应考虑开始降尿酸治疗。

2. 在痛风急性发作期不宜使用降尿酸药物。如果已经在使用降尿酸药物的患者发生痛风急性发作，不要突然停止降尿酸药物。

3. 在开始使用尿酸促排药之前最好先测定一下24小时尿酸排泄量，如果小于800毫克可考虑使用尿酸促排药。但在此后的治疗中，

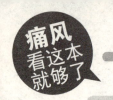

不需要再常规监测24小时尿酸排泄量。

4. 别嘌醇通常作为降尿酸治疗的首选药物。但如果患者对别嘌醇过敏，在肾功能正常、尿酸排泄量低下、无泌尿系结石的情况下，尿酸促排药将作为首选。

5. 在开始降尿酸治疗的同时，使用非甾体抗炎药或秋水仙碱作为痛风急性发作的预防用药。

6. 每3～6个月监测一次血清尿酸水平，调整药物剂量直至血清尿酸达到小于6mg/dl的治疗目标。

7. 治疗其他痛风相关的生活习惯病，如肥胖、高血压、高脂血症、糖尿病等。

惹上了痛风的"坏兄弟"，我该怎么办？

我们在前面的章节中不止一次提到过与痛风一起狼狈为奸的"三大恶人"——糖尿病、高血压和高血脂。它们和痛风一样，同属于生活习惯病，一旦您惹上了其中的一个"恶人"，另外的几个"坏兄弟"也常常会悄悄地慢慢向您逼近。如果您很不幸，在诊断痛风的同时，还发现自己身上还隐藏着其他的"坏兄弟"，在苦恼的同时，怎么办？

一起治！

 痛风合并糖尿病，怎么办？

痛风患者发生糖尿病的概率，比一般正常人高2～3倍，它们同属于代谢综合征，2型糖尿病与痛风常常相伴而生，相互影响，其发生都与体内糖、脂代谢的紊乱有关，也都是进一步导致心脑血管疾病的凶手。可以说，2型糖尿病与痛风如出一辙。有人预计，在未来的10年内，痛风在我国将成为仅次于糖尿病的第二号代谢性疾病，而2型糖尿病仍将稳居代谢性疾病的首号凶手。

也正因为2型糖尿病和痛风在发生、发展过程中有很多相同之处，当痛风患者同时罹患糖尿病时，都需要进行合理的饮食控制和适量运动、减轻体重、改变不良生活方式，而在药物的治疗上，总体而言，糖尿病的药物使用一般不会引起痛风性关节炎的急性发作。

糖尿病患者的口服降糖药中，磺脲类是最常用的一类药。第一代磺脲类药物，如乙酰磺环己脲具有降糖、降尿酸双重功效，服用后降尿酸时间能持续8～10小时，但该药物半衰期长，容易蓄积引发低血糖发作，在现在临床上的应用已经不多。磺脲类药物中的格列本脲、格列美脲、格列齐特等药物如果长期使用，可能影响肾脏功能，造成尿酸的排泄减少，进而使血清尿酸增高，增加痛风急性发作的风险。而此类药物中的格列喹酮，长期使用后对尿酸的影响仍不大，是痛风合并糖尿病患者不错的选择。

糖尿病的患者如果体型偏胖，不少临床医师喜欢采用双胍类降糖药，能够在一定程度上帮助糖尿病患者减肥。但双胍类药物的一个重要不良反应是服药后会使体内乳酸聚集，抑制肾脏近曲小管的尿酸分泌，使得尿酸排泄减少，血尿酸升高。痛风患者在使用这一类药物是还是应该慎重为妙。

胰岛素是糖尿病治疗中的明星药物，也是许多糖尿病患者的最终选择。然而，有研究指出，胰岛素在参与人体代谢时，可促进嘌呤合成尿酸，使血尿酸增高，增加痛风发作的机会。痛风患者需要舍弃这么重要的一种治疗方式吗？答案是否定的。在临床上，毕竟，胰岛素是人体内一种正常的激素，糖尿病患者正是因为体内胰岛素的相对不足导致血糖升高的，适量地补充胰岛素对控制血糖帮助极大，而对增加尿酸的作用却微乎其微。临床上，痛风患者因为使用胰岛素导致痛风加重的情况极其少见。因此，痛风合并糖尿病的患者只要有胰岛素使用的指征，就应该放心大胆地使用。

 痛风合并高血压，怎么办？

高血压是另一种与痛风相伴的疾病。痛风合并高血压的患者，同样也需要"两手抓，两手都要硬"，在控制血清尿酸浓度的同时，要进行积极的降压治疗。而降压药物的选择要充分考虑到药物对血清尿酸的影响。

氯沙坦（科素亚）、缬沙坦（代文）等血管紧张素受体拮抗药，是痛风合并高血压患者的良好选择。它不仅能起到稳定可靠地降压作用，还能抑制肾小管对尿酸的重吸收作用，增加尿酸的排泄，在一定程度上可以算是一种尿酸促排药了。并且，它们还可以提高尿液中的pH值，预防尿路结石形成。从多方面而言，都可以作为痛风合并高血压患者的首选。

在其他降压药中，噻嗪类利尿剂、呋塞米（速尿）、螺内酯（安体舒通）等在单独使用时，降压效果不明显，并且，会降低尿酸的排泄，甚至使血清尿酸浓度明显升高导致关节炎发作。血管紧张素转换酶抑制药如卡托普利，老年患者口服后，发生血清尿酸升高的比例高达70%。如果痛风合并高血压的患者选用上述药物时，需要注意监测血清尿酸变化，如果发现明显升高，需要在医生指导下更换其他药物，避免诱发痛风性关节炎的急性发作。

痛风合并高脂血症，怎么办？

高脂血症同样作为臭名昭著的"代谢综合征"中的"一大恶人"，不时也会跟随着痛风的脚步。既然都是不良生活习惯惹出的祸，痛风合并高脂血症的治疗原则仍是饮食控制和合理运动。在这两者的基础上，高脂血症仍不见起色时，需要考虑加用降脂药物治疗。

高脂血症可分为高三酰甘油（甘油三酯）血症、高胆固醇血症和混合型高脂血症。降脂药物的选择需要根据高脂血症的类型而定。高三酰甘油血症的患者宜选择纤维酸类（贝特类）的降脂药如非诺贝特、吉非罗齐等药物。高胆固醇血症的患者宜选择羟甲基戊二酸单酰辅酶A还原酶抑制药（他汀类）的降脂药如辛伐他汀、普伐他汀、阿托伐他汀等药物。

各种类型的降脂药对尿酸没有什么不利的影响。而贝特类的降脂药如非诺贝特甚至对于降低尿酸有利：它同样可以抑制肾小管对尿酸的重吸收，在一定程度上算是尿酸的促排药。

值得提出的是，虽然贝特类药物针对高甘油三酯血症来治疗，他汀类药物针对高胆固醇血症来治疗，但两者之间的作用并非绝对分离。对于混合型高脂血症的患者，不主张同时使用贝特类药物和他汀类药物，因为两者合用，会大大增加药物的副作用，引发肌酶升高和肌肉病变，甚至肌溶解。

附录 A

按嘌呤含量将食物分门别类

一般正常的饮食每日摄入的嘌呤含量为800mg左右。为预防高尿酸血症，低嘌呤饮食强调的是控制食物中的嘌呤摄入量，每日不超过400mg。当痛风的急性发作期来临的时候，要求就更为严格，每日允许摄入的嘌呤含量应在150mg以下。为了方便患者的计算和丰富患者的选择，低嘌呤饮食的提倡者按照食物中的嘌呤含量将常见的食物分成了低、中、高三个类别。

1. 第一类 痛风患者宜采用的低嘌呤食物（每100g食物含嘌呤＜25mg）

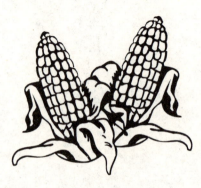

（1）主食类：米（大米、玉米、小米、糯米等）、麦（大麦、小麦、燕麦、荞麦、麦片等）、面类制品（精白粉、富强粉、面条、玉米面、馒头、面包、饼干、蛋糕）、苏打饼干、黄油小点心、淀粉、高粱、通心粉、马铃薯（土豆）、甘薯、山芋、冬粉、荸荠等。

（2）奶类：鲜奶、炼乳、奶酪、酸奶、奶粉、冰淇淋等。

（3）肉类与蛋类：鸡蛋、鸭蛋、皮蛋、猪血、鸭血、鸡血、鹅血等。

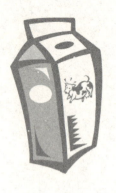
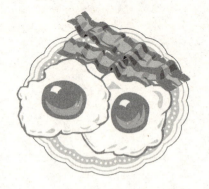

（4）蔬菜类：白菜、卷心菜、莴苣菜（莴笋）、苋菜、雪里蕻、茼蒿菜、芹菜、芥菜叶、水瓮菜、韭菜、韭黄、番茄、茄子、瓜类（黄瓜、冬瓜、丝瓜、番瓜、胡瓜、苦瓜等）、萝卜（包括胡萝卜、萝卜干等）、甘

蓝、甘蓝菜、葫芦、青椒、洋葱、葱、蒜、蒜头、姜、木耳、榨菜、辣椒、泡菜、咸菜等。

（5）水果类：苹果、香蕉、红枣、黑枣、梨、芒果、橘子、橙、柠檬、莲、葡萄、石榴、桃、枇杷、菠萝、桃子、李子、金柑、西瓜、宝瓜、木瓜、乳香瓜、葡萄干、龙眼干。

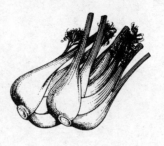

（6）饮料：苏打水、可乐、汽水、矿泉水、茶、果汁、巧克力、可可、果冻等。

（7）其他：黄油小点心、西红柿酱、花生酱、果酱、酱油、冬瓜糖、蜂蜜。油脂类（瓜子、植物油、黄油、奶油、杏仁、核桃、榛子）、薏苡仁、干果、糖、蜂蜜、海蜇、海藻、动物胶或琼脂制的点心及调味品。

2. 第二类　宜限量的中等嘌呤食物（每100g食物含嘌呤25～150mg）

（1）豆类及其制品：豆制品（豆腐、豆腐干、乳豆腐、豆奶、豆浆）、干豆类（绿豆、红豆、黑豆、蚕豆）、豆苗、黄豆芽。

（2）肉类：鸡肉、野鸡、火鸡、斑鸡、石鸡、鸭肉、鹅肉、鸽肉、鹌鹑、猪肉、猪皮、牛肉、羊肉、狗肉、鹿肉、兔肉。

（3）水产类：草鱼、鲤鱼、鳕鱼、鲫鱼、比目鱼、鲈鱼、梭鱼、刀鱼、螃蟹、鳗鱼、鳝鱼、香螺、红鲑、红鲌、鲍鱼、鱼丸、鱼翅。

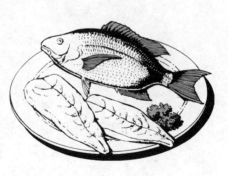

（4）蔬菜类：菠菜、笋（冬笋、芦笋、笋干）、豆类（四季豆、青豆、菜豆、豇豆、豌豆）、海带、金针、银耳、蘑菇、九层塔、菜花、龙须菜。

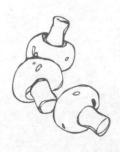

（5）油脂类及其他：花生、腰果、芝麻、栗子、莲子、杏仁。

3. 第三类　禁忌的高嘌呤食物（每100g食物含嘌

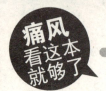

呤150～1000mg）

（1）肉类：肝（猪肝、牛肝、鸡肝、鸭肝、鹅肝）、肠（猪肠、牛肠、鸡肠、鸭肠、鹅肠）、心（猪心、牛心、鸡心、鸭心、鹅心）、肚与胃（猪肝、牛肝、鸡胃、鸭胃、鹅胃）、肾（猪肾、牛肾）、肺、脑、胰、肉脯、浓肉汁、肉馅等。

（2）水产类：鱼类（鱼皮、鱼卵、鱼干、沙丁鱼、凤尾鱼、鲭鱼、鲢鱼、乌鱼、鲨鱼、带鱼、吻仔鱼、海鳗、平鱼干、鲳鱼）、贝壳类（蛤蜊、牡蛎、蛤子、蚝、淡菜、干贝）、虾类（草虾、金钩虾、小虾、虾米）、海参。

（3）其他：酵母粉、各种酒类（尤其是啤酒）、一些调味品如蘑菇精、鸡精等。

注：1. 一般痛风的急性发作期，饮食应以第一类为主，第二类和第三类禁食。
2. 高尿酸血症期，饮食以第一类为主，第二类限量，第三类避免。
3. 长期处于痛风的间歇期，并且高尿酸血症也得到控制的时候，饮食限制可以进一步放宽，饮食以第一类为主，第二类限量，第三类少吃。

附录 B

算算您每天需要多少热量

对于痛风患者而言，限制食物热量的目的是为了保持标准体重或减肥实现标准体重。另一方面，限制了食物热量后，也能进一步保证患者食物中摄入的嘌呤不超标。因此，痛风患者应确切了解适合自己的热量，保证每日进食不要超过这个数值。

痛风患者饮食的热量可以参考糖尿病饮食，它是医生综合年龄、性别、肥胖与否、每日活动量、有无并发症等诸多因素制定的。通常，男性每日需要1400～1800千卡的热量，女性需要1200～1600千卡的热量。下面介绍具体的计算公式。

每日热量需求=标准体重×活动强度

标准体重=身高(cm)−105

活动强度按下表中所列不同劳动强度的数值套用即可。

	轻体力劳动者 公务员、教师、不经常走动的工人、店员、家庭主妇、农闲时期的农民	中体力劳动者 频繁走动的工人、奔波的销售员、农忙时期的农民	重体力劳动者 运动员、伐木工人
活动强度 （用每天每千克体重需要的热量来计量）	25～30千卡	30～35千卡	35千卡

注意：每个人的工作性质、运动喜好不同，每天所需要的能量也随之改变。对成人而言，每天每千克体重大约需要25～30千卡的热量。通常，体型胖的人和老年人我们多采用25千卡，体型瘦的人可以采用30千卡。

举例：

掌握了计算公式，我们来尝试计算一例患者每天需要的热量：身高170的办公室员工，日常工作是坐在办公桌前写文书，体型有些胖。

第一步，计算标准体重。

我们套用标准体重公式求得标准体重，其值为：170−105=65。即该患者标准体重为65千克。

第二步，评估劳动强度。

由于该患者日常工作不需要怎么走动,属于轻体力劳动者,每天每千克体重需要的能量级别为25～30千卡。再者,考虑到该患者体型偏胖,我们可以选取较低的能量级别,每千克体重予以限制25千卡的热量。

第三步,求得每日热量需求。

根据公式一计算得到:65×25=1625(千卡)。为了方便,对于两位数以内的数值我们通常采用四舍五入的方法,最终该患者每日的能量需求为1600千卡。

了解了这个计算方法后,患者朋友们就可以为自己量身定做一份饮食的"热量计划书"了,把握好自己每日进食的"度"。

附录 C 常见食物的酸碱度

碱性食物可以降低血清和尿液的酸度，长期坚持甚至可以让尿液保持碱性，从而增加尿酸在尿液中的溶解度，有利于把这些不安定分子赶出我们的身体。

所谓碱性食物，并不是通过人的味蕾来识别的，舔到酸的就是酸性食物，尝到涩的就是碱性食物；也不是通过化学的pH试纸来测定食物的酸碱度，按照pH小于7或是大于7来划分；更不是按照日常生活中的经验，错误地认为像柠檬、橙子、苹果这样口味偏酸的东西就是酸性的。其实食物的酸碱度，取决于食物中含有的矿物质的种类和含量。

对人类而言，必要的矿物质中，与食物的酸碱性有密切关系者有8种：钾、钠、钙、镁、铁、磷、氯、硫。前5种元素进入人体之后经过体内的氧化作用就会呈现碱性。含钾、钠、钙、镁等矿物质较多的食物，在体内的最终的代谢产物常呈碱性，如蔬菜、水果、乳类、大豆和菌类食物等。其中，豆类、菌类和蔬菜中的菠菜，由于含有的嘌呤含量较高，不适合痛风患者食用外，其他碱性食品，尤其是水果，都可以成为是痛风患者的好帮手。下表列出了常见食物的酸碱度。

强酸性食品：	牛肉、猪肉、鸡肉、金枪鱼、牡蛎、比目鱼、奶酪、米、麦、面包、酒类、花生、核桃、薄肠、糖、饼干、白糖、啤酒等。
弱酸性食品：	火腿、鸡蛋、龙虾、章鱼、鱿鱼、荞麦、奶油、豌豆、鳗鱼、河鱼、巧克力、葱、空心粉、炸豆腐等。
强碱性食品：	茶、白菜、柿子、黄瓜、胡萝卜、菠菜、卷心菜、生菜、芋头、海带、柑橘类、无花果、西瓜、葡萄、葡萄干、板栗、咖啡、葡萄酒等等。
弱碱性食品：	豆腐、豌豆、大豆、绿豆、竹笋、马铃薯、香菇、蘑菇、油菜、南瓜、芹菜、番薯、莲藕、洋葱、茄子、萝卜、牛奶、苹果、梨、香蕉、樱桃等等。

注：豆类、菌类和蔬菜中的菠菜，由于含有的嘌呤含量较高，不适合痛风患者食用外，其他碱性食品，尤其是水果，都可以成为是痛风患者的好帮手。

附录 D 常见食物中所含的热量

1. 主食	粉皮（100克）64千卡
白饭（1碗）（140克）210千卡	凉粉（100克）37千卡
白粥（1碗）（24克）88千卡	米粉汤（1碗）185千卡
白馒头（1个）280千卡	炒米粉（1碗）275千卡
煎饼（100克）333千卡	皮蛋瘦肉粥（1碗）367千卡
馒头（蒸,标准粉）（100克）233千卡	方便面（1包/100克）470千卡
花卷（100克）217千卡	2. 点心
小笼包（小的5个）200千卡	凉粉（带调料）（100克）50千卡
肉包子（1个）250千卡	腐竹皮（100克）489千卡
水饺（10个）420千卡	腐竹（100克）489千卡
菜包（1个）200千卡	豆腐皮（100克）409千卡
豆沙包（1个）215千卡	香干（100克）147千卡
鲜肉包（1个）225~280千卡	豆腐干（100克）140千卡
叉烧包（1个）160千卡	腐乳（白）（100克）133千卡
韭菜盒子（1个）260千卡	臭豆腐（100克）130千卡
春卷（100克）463千卡	白薯干（100克）612千卡
烧饼（100克）326千卡	土豆粉（100克）337千卡
油条（1条）230千卡	地瓜粉（100克）336千卡
烧麦（100克）238千卡	白薯（白心）（100克）64千卡
汤包（100克）238千卡	白薯（红心）（90克）99千卡
烙饼（100克）225千卡	豆腐脑（带卤）（100克）47千卡
白吐司（1片）130千卡	小豆粥（100克）61千卡
粉丝（100克）335千卡	3. 肉蛋类

鸡蛋（1个）（58克，较大）86千卡（蛋清16千卡，蛋黄59千卡）	牛肚（100克）72千卡
鸭蛋（大，65克）114千卡	牛肉松（100克）445千卡
咸鸭蛋（88克）190千卡	牛肉干（100克）550千卡
鹌鹑蛋（10克）16千卡	鸡胗（100克）118千卡
火鸡蛋（80克）135千卡	扒鸡（66克）215千卡
松花蛋（鸡）（83克）178千卡	烤鸡（73克）240千卡
松花蛋（鸭）（90克）171千卡	鸡肝（100克）121千卡
瘦火腿（2片/60克）70千卡	鸡心（100克）172千卡
白切鸡（1块/100克）200千卡	鸡腿（69克）181千卡
烧鸭（3两/120克）356千卡	鸡血（100克）49千卡
煎猪肉（140克）440千卡	鸡翅（69克）194千卡
火腿（100克）320千卡	鸡心（15.9克）172千卡
香肠（100克）508千卡	**4. 水果**
猪血（100克）55千卡	番茄（100克）18千卡
猪口条（100克）233千卡	西瓜（100克）20千卡
猪耳朵（100克）190千卡	柠檬（100克）31千卡
猪蹄（熟）（43克）260千卡	香瓜（100克）35千卡
猪肉（肥）（100克）816千卡	草莓（100克）35千卡
猪肉（软五花）（85克）349千卡	杏子（100克）40千卡
猪肉（硬五花）（79克）339千卡	西柚（1个）40千卡
猪肉（前蹄膀）（67克）338千卡	桃37千卡
牛肉（100克）106千卡	哈密瓜（1/4个）48千卡

无花果（2个）43千卡	松子仁（100克）698千卡
玉米（1根）105千卡	松子（炒）（31克）619千卡
梨（100克）38千卡	葵花子（炒）（52克）616千卡
红富士苹果（85克）45千卡	葵花子仁（100克）606千卡
橘子（100克）42千卡	榛子（炒）榛子仁（100克）542千卡
香蕉（100克）84千卡	开心果（19个）约150千卡
橙1个（中）50千卡	花生仁（炒）（100克）581千卡
芒果1个（中）100千卡	花生（18粒）122千卡
新鲜菠萝1片（120克）50千卡	核桃仁（100克）627千卡（脂肪含量约58%）
5. 零食	蚕豆（10~13颗）62千卡
红糖（100克）389千卡	腰果（15粒/30克/100克）510千卡
冰糖（100克）397千卡	杏仁30粒（30克）170千卡
爆米花（100克）459千卡	南瓜子（炒）（100克）566千卡
薯片（100克）555千卡	西瓜子（炒）（100克）555千卡
鲜枣（100克）122千卡	杏仁（100克）514千卡
干枣（100克）264千卡	大杏仁（约18个）150千卡
大干枣（100克）298千卡	白果（100克）355千卡
金丝小枣（100克）322千卡	栗子（干）（73克）345千卡
酒枣（100克）145千卡	莲子（干）（100克）344千卡
无核蜜枣（100克）320千卡	栗子（100克）185千卡
黑枣（98克）228千卡	葡萄干（100克）307~350千卡
瓜子（100克）564千卡（脂肪含量近50%）	苹果脯（100克）336千卡

桃脯（100克）310千卡	色拉油（1匙）100卡
西瓜脯（100克）305千卡	果酱（1匙）50卡
杏脯（100克）329千卡	千岛沙拉酱（1匙）60卡
海棠脯（100克）286千卡	花生酱（1匙）95卡
果丹皮（100克）321千卡	芝麻酱（100克）586～620卡
桂圆干（37克）273千卡	番茄酱（1匙）14卡
桂圆肉（100克）313千卡	辣油豆瓣酱（100克）180卡
柿饼（97克）250千卡	黄酱（100克）140卡
凤梨干（50克）120千卡	甜面酱（100克）136卡
酸乌梅（50克）120千卡	辣酱（麻）（100克）135卡
鱿鱼丝（100克）380千卡	奶油（1匙）97卡
6. 调味篇	豆瓣酱（1匙）10卡
酱油（1匙）10卡	白醋（1匙）93卡